コンサイス
アレルギー科書

東京大学講師（アレルギー・リウマチ内科）
奥平 博一 著

株式会社 新興医学出版社

はじめに

　アレルギー性疾患の概念が確立して以来、今日までわずかに百年程度が経過しているに過ぎず、その病因・病態は未だ研究段階にあると言わざるを得ない。しかし、一方で我が国を含む世界のいわゆる"先進国"において、アレルギー疾患が爆発的に増加しており、その対策が強く要望されている。

　本書はアレルギー性疾患と思われる患者さんが受診したときに必要な確診に至るための検査計画、治療計画、説明の仕方を学ぶことを目的としている。

　出来るかぎり合理的、科学的であることを心がけているが、世間の"一般の常識"と異なる点もあるかも知れない、そのため、本書では総論に重きを置き、最近論議されている evidense-based medicine （EBM）の方向にそって、根拠をなるべく文献の形で明示した。

　本書を通じてアレルギー性疾患の理解が深まり、医者、患者とも納得して、最進の医学的研究成果を享受することが出来るならば著者としてもこれに過ぎる喜びはない。

平成15年4月吉日

著　者

目　次

総　論 ──アレルギー疾患の病態理論 ……………………………1

各　論

第1章　気管支喘息 ……………………………………49
第2章　アトピー性皮膚炎 ……………………………63
第3章　アレルギー性鼻炎 ……………………………69
第4章　花粉症 …………………………………………73
第5章　食物アレルギー ………………………………77
第6章　蕁麻疹 …………………………………………81
第7章　アナフィラキシー ……………………………87
第8章　薬物アレルギー ………………………………93
第9章　虫類アレルギー ………………………………101
第10章　職業アレルギー ………………………………105

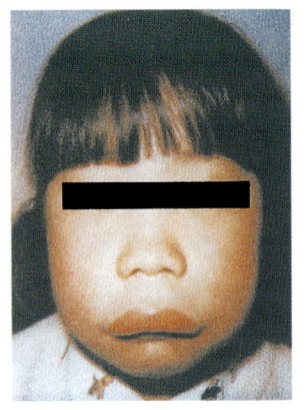
食物アレルギーによる口唇の浮腫

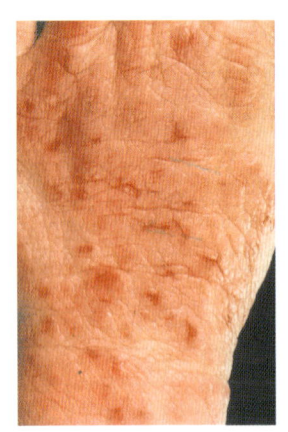
アトピー性皮膚炎の典型的な皮疹

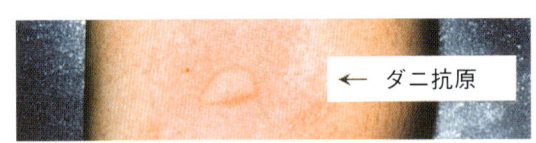
← ダニ抗原

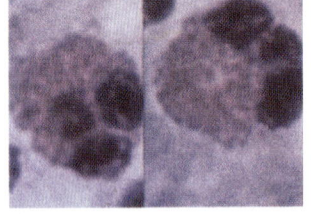
好酸球の塗抹標本

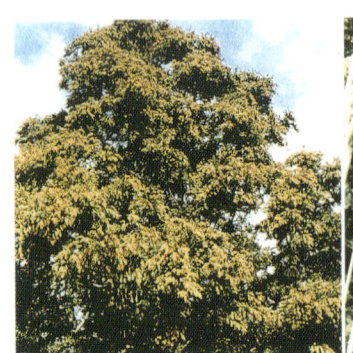
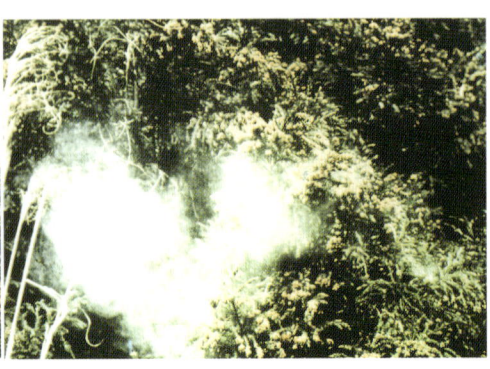
スギ花粉の飛散像

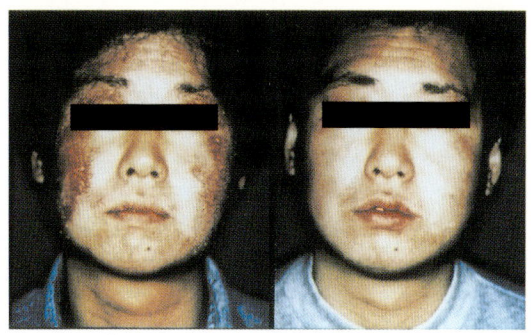

治療前　　　　　　治療後
タクロリムス軟膏治療前後のアトピー性皮膚炎

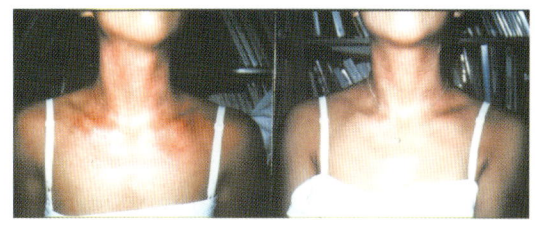

治療前　　　　　　治療後
ステロイド治療前後のアトピー性皮膚炎

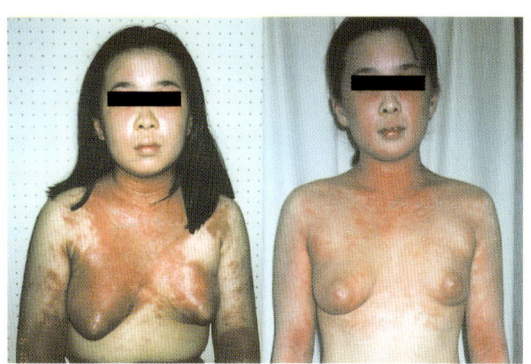

治療前　　　　　　治療後
アトピー性皮膚炎治療のための超酸性水の副作用（皮膚の発赤腫脹）

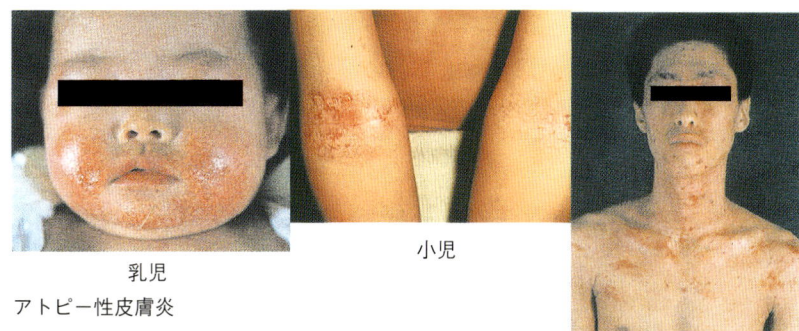

乳児　　　　　　　小児　　　　　　　　　　　成人
アトピー性皮膚炎

総　論

アレルギー疾患の病態理論

　生体内に異物が侵入するとさまざまな免疫反応が起きる。1900年代初頭には免疫反応は病気に対する抵抗性を誘導し、生体にとって有用なものと考えられていたが、のちに生体にとって有害な反応（adverse immune reaction）をも起こしうることがわかり、これらはアレルギー反応（allergic reaction）と呼ばれるようになった。

　1923年には、アナフィラキシーショックや血清病と異なり、遺伝性を持つと考えられる非定型的（アトピック；atopic）なアレルギーという概念が提唱され、アトピックアレルギーの関与する疾患群はアトピー性疾患と呼ばれるようになった[1]。アトピー性疾患には気管支喘息、アトピー性皮膚炎、アレルギー性鼻炎、アレルギー性結膜炎、蕁麻疹、アナフィラキシーショックなどが含まれる。アトピー性疾患を起こす体質はアトピー素因（atopic trait）と呼ばれた。

Ⅰ. Coombs と Gell の分類

　1963年にCoombsとGellは、作用機序に基づき、アレルギーを以下の4型に分類した。
　　Ⅰ型：レアギン（IgE）依存性アレルギー
　　Ⅱ型：抗体依存性・細胞傷害性アレルギー
　　Ⅲ型：抗原抗体複合物依存性アレルギー
　　Ⅳ型：細胞性免疫的機序によるアレルギー

1．Ⅰ型アレルギー

　Ⅰ型アレルギーとは、アレルゲン（allergen）との接触により、IgE抗体（レアギン）との反応を通じて引き起こされるアレルギー

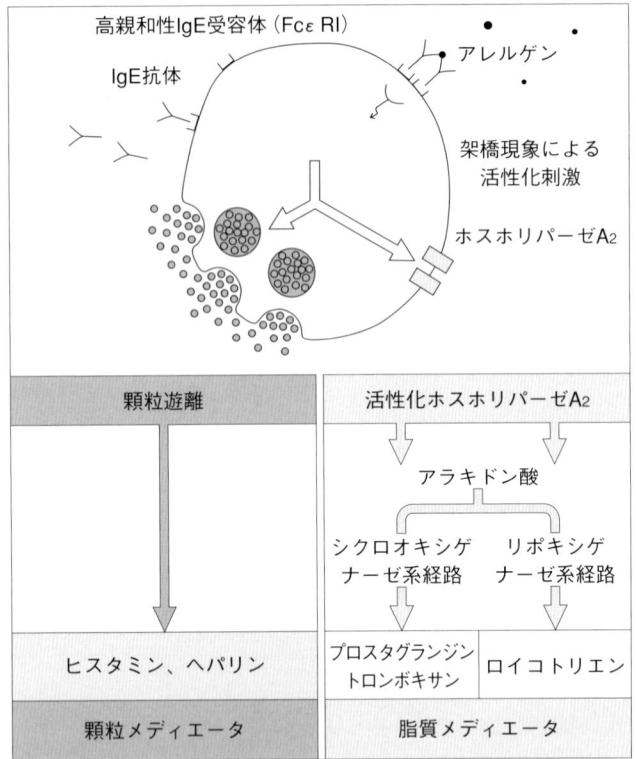

図1 I型アレルギーの機序

の総称である。アトピー性疾患とも呼ばれる。外因性気管支喘息、アレルギー性鼻炎、アトピー性皮膚炎、食物アレルギー、薬物アレルギーの一部がこのアトピー性疾患に分類される。

2. Ⅱ型アレルギー

Ⅱ型アレルギーとは、特異抗体による細胞溶解あるいは細胞傷害性の過程である。具体的な例で考えると、たとえばA型のヒトにB型血液を輸血した場合、A型赤血球にB型血清中の抗A抗体が反応

し、次のような現象を引き起こす。
　①補体系が活性化されて活性型C8、C9、が生じ、細胞膜のリン脂質を溶解し、溶血反応が起こる。
　②赤血球に結合している抗体のFc部分や、活性補体第3成分（C3b）に対して、マクロファージなどの食細胞が結合し、赤血球を貪食、また酵素的に溶解反応を起こす。
　さまざまな経路を経るにせよ、特異抗体に依存して細胞溶解現象を引き起こしていく型のアレルギーがⅡ型アレルギーである。

3．Ⅲ型アレルギー

　Ⅲ型アレルギーとは、抗原抗体複合物（immune complex；IC）による組織傷害である。
　①ICが補体系を活性化すると活性型C8、C9が生じ、組織細胞の表面に吸着し、細胞膜リン皮質の破壊を行なう。Ⅱ型アレルギーとの違いは、C8、C9の活性化が細胞抗原と抗体の結合物ではなく、細胞とは無関係の物質と抗体の複合物により起こる点である。
　②ICが、C3a、C5aなどアナフィラトキシン（anaphylatoxin）と呼ばれる補体産物を生成する。これらはマスト細胞に作用し、その中の化学伝達物質を遊離させⅠ型アレルギーと同様、血管透過性亢進などを起こす。また、アナフィラトキシンは多核白血球を局所に集中させる能力があり、その結果局所に集まった多核白血球はICを貪食し各種の蛋白分解酵素、コラゲナーゼ、キニン形成酵素などを放出し、組織の傷害をきたす。
　③ICは血小板を凝集する力がある。凝集した血小板が機械的に破壊されると、内部の血管透過性因子が放出され、血管内に微小血栓を生じて局所の血行傷害をもたらす。
　Ⅲ型アレルギーの機序は以上に述べたようなものの複合体である

が、反応が局所に表現されたものはアルサス（Arthus）反応と呼ばれる。たとえば抗ウシアルブミン抗体を持っているウサギの皮内にウシアルブミンを注入したときに起こる反応がアルサス反応である。毛細血管基底膜にICが沈着し、多核白血球の局所浸潤および周辺組織の壊死が生じてくる。血清病のときなど流血中に抗原が多量に存在し小さなICが形成されると、腎血管内皮細胞間から漏れ出し、基底膜、さらに上皮細胞膜側に沈着する。これに補体が結合するとアルサス反応でみられたような組織傷害を起こす。腎血管透過性の亢進にはIgE抗体の関与によるマスト細胞、あるいは好塩基球内からの化学伝達物質の放出やIC自体の作用による血小板凝集、破壊が重要であるという考え方もある。ICのサイズがやや大きいと腎以外の血管の基底膜に沈着し多彩な血管炎が中心となる。

4．Ⅳ型アレルギー

　Ⅱ型からⅢ型までのアレルギーには抗体が関与しており、その種の免疫反応を液性免疫（humoral immunity）と呼ぶのであるが、これに対し、細胞、特にリンパ球が中心になって起こる免疫反応を細胞性免疫（cell mediated immunity）と呼ぶ。細胞性免疫を基盤として引き起こされるアレルギーが、すなわちⅣ型アレルギー（cell mediated allergy）である。Ⅳ型アレルギーの原形は、1891年、Kochにより報告された"Koch現象"である。結核菌に感染しているモルモットの皮内に結核菌を注射すると、約2日後、局所に発赤および固い腫脹を生ずる。同様の皮膚症状は結核死菌より抽出液（tuberculin；ツベルクリン）でも起こすことができ、これをツベルクリン反応という。この種の反応は他の蛋白質でも起こすことができるが、反応のピークに達するのに時間がかかるので遅延型アレルギー（delayed type hypersensitivity）とも呼ばれる。Chaseはこの型のアレルギーが感作動物の白血球（主としてリンパ球）により正

常動物に移入が可能であることを示したが、このことが細胞性免疫の名の起こりである。この型の反応は移植免疫、腫瘍免疫において重要な役割を持つことが確認されている。生体内の特異T細胞が、初めて菌体などの蛋白抗原と反応すると大型の幼若細胞（blastoid cell）となり分裂を開始する。数回の分裂の後、多数の感作リンパ球が産生されるが、これらのリンパ球が再度抗原と出会うとさまざまな活性物質が遊離する。

II．アトピー性疾患の成立機序

1．即時型アレルギー

　アトピー性疾患患者が特殊な抗体を持っていることは1921年ごろから知られていた。ドイツのPrausnizは魚に対して強いアレルギーを持っている同僚Küstnerの血清を自分の皮膚に注射し、翌日魚の抽出液を同じ部分に注射してみた。すると数分以内にその部分の皮膚は赤くなり中心部は腫れあがってしまった。こうして患者の血清の中にはアレルゲンと反応してアレルギーを起こす抗体（レアギン）が存在することが判明した[2]。レアギンの実体がIgEと名づけられた免疫グロブリンであると同定されたのは1966年、石坂公成、照子両博士のグループによってであった[3]。IgE抗体は産生されると組織中のマスト細胞の表面に強く結合する（このようなアレルギーの準備状態を感作状態という）。そこにアレルゲンが入ってくると、マスト細胞表面上のIgE抗体と反応し、その結果マスト細胞は"活性化"をうけてその細胞中の顆粒を組織中に放出する。このような顆粒の中にはヒスタミンなどの刺激物質が存在し、顆粒が組織中に放出されると顆粒から遊離してくる（顆粒メディエーター）。また、マスト細胞が活性化されると細胞膜に存在するホスホリパーゼA_2の活性化を生じ、細胞膜を構成する脂質に作用してロイコト

リエンやプロスタグランジン（脂質メディエーター）などの遊離をも引き起こす。顆粒メディエーターの中で最もよく知られているものはヒスタミンである。アレルギー性鼻炎や花粉症のくしゃみ、鼻水は抗ヒスタミン薬で軽快するが、頑固な鼻づまりは副腎皮質ステロイド薬を使用しないと解消しない。慢性の気管支喘息やアトピー性皮膚炎の湿疹に対しては、抗ヒスタミン薬は著明な治療効果を示さない。しかし、近年までマスト細胞の放出する顆粒メディエーターや脂質メディエーターによる組織の障害（即時型反応）がすべてのアトピー性疾患の原因であると考えられてきた。

2．遅発型アレルギー

アトピー型喘息患者にアレルゲンを吸入させると、約20分後に喘息反応（気管支の攣縮）が起こり、2時間ほど後には元の状態に戻る。長い間、この即時型喘息反応（immediate asthmatic response；IAR）が気管支喘息における呼吸困難のモデルであると考えられてきた。しかし、臨床的には特効的な効果を持っているステロイド薬が、IARをほとんど抑制しないなどという矛盾した現象が残された。最近、IARを起こした患者を長く観察すると約半数の例で6～10時間後に再び気管支の収縮が起こることが注目されてきた（遅発型喘息反応；late asthmatic response；LAR）[4]。LARはIARとは異なり、β_2刺激薬（気管支拡張薬）に反応せずステロイド薬により抑えられる。現在では、LARは長く持続し肺の過膨張を伴うため、ステロイド依存性、重症の気管支喘息の臨床モデルとして重要であると考えられている。

1982年Hargreave[5]らは、吸入誘発試験におけるLARの大きさと喘息患者の特徴の1つとされる気道過敏性の間に相関があることを示した。

1990年に報告された臨床実験の結果では、ダニにアレルギーを

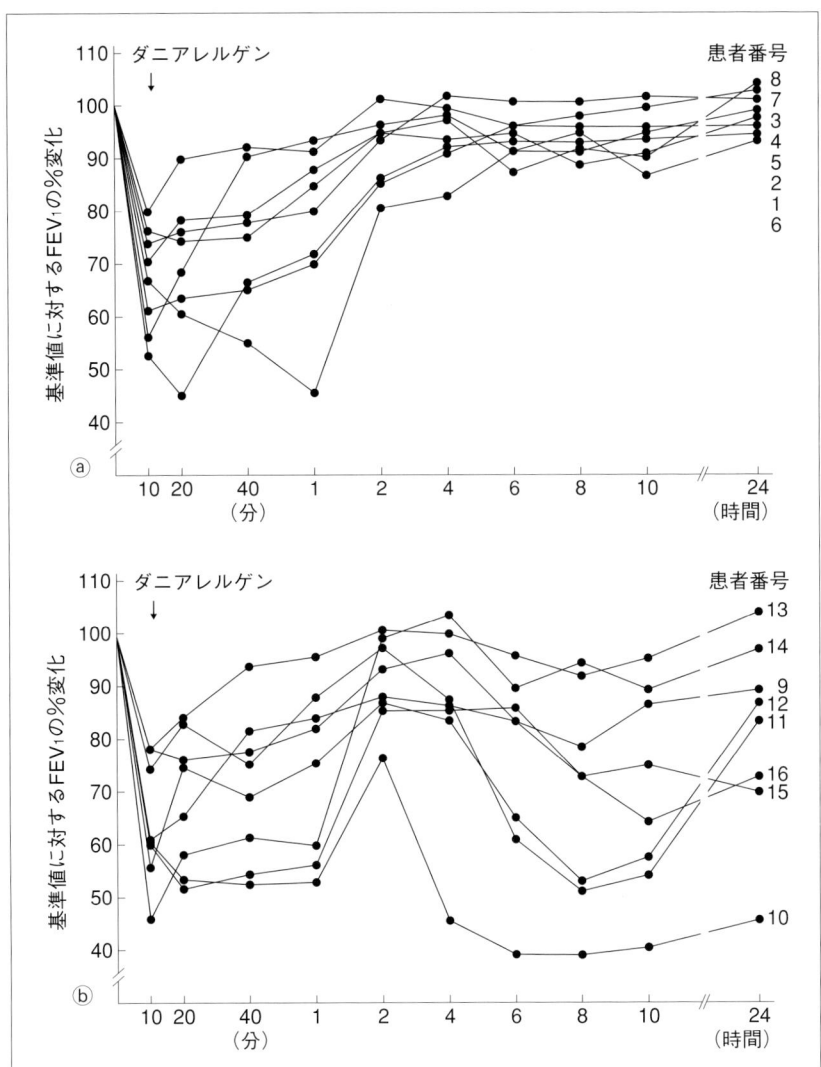

図2 アトピー患者を対象とした吸入誘発試験
ⓐ：気管支喘息を持たないアトピー性皮膚炎患者：IARはみられるが、LARはまったくみられない。
ⓑ：アトピー性皮膚炎を持たない気管支喘息患者：気管支喘息患者は、程度の差こそあれ全員がLARを発現した。

持ち（IgE抗体陽性）、まったく気管支喘息を持たないアトピー性皮膚炎の患者、およびアトピー性皮膚炎をまったく持たない気管支喘息の患者にダニアレルゲンを吸入させたところ、アトピー性皮膚炎患者では明らかなIARを示したものの、まったくLARはみられなかった。これに反し、気管支喘息の患者は全員、その強さに程度の差はあれ、LARを発症した[6]。この結果から、われわれはIgE抗体が産生されただけでは気管支喘息は起こらないこと、気管支喘息が起こるには吸入誘発試験でLARが出現することが重要であることを知ったのである。その後、即時型反応・遅発型反応は、皮膚や鼻でも起こることが明らかになった。その後の研究により、IARはIgE抗体によるマスト細胞活性化の結果起こるアレルギー、すなわちIgE-マスト細胞性アレルギーであり、LARはT細胞-好酸球性アレルギー（好酸球性炎症）であることがわかった。

1985年 de Monchyらは、アレルゲンでLARを誘発すると肺に好酸球の集積が起こることを報告した[7]。多数の気管支喘息患者の血液および喀痰中に好酸球増多がみられることはよく知られている。また好酸球は、喘息死した患者の病理組織標本において非常に多数みられる。さらに免疫蛍光法を用いると、それらの患者の気管支壁および粘液栓の中に好酸球顆粒由来の物質 major basic protein（MBP）がほとんど常に検出される。MBPの沈着は気道に正常な形の好酸球の浸潤が著明でなくても認められることが多い[8]。また、MBPの濃度は気管支喘息患者の痰において上昇している。これらの事実から、MBPがLARに伴う気道上皮の障害に重要な物質であろうと推定された。

アトピー性皮膚炎の患者がヒョウヒダニなどの室内塵アレルゲンに対して非常に高いIgEおよびIgG抗体を生産することは、かなり以前から知られていた。しかし、皮膚テストにより即時型アレルギー反応が認められるが、皮膚内に好酸球の浸潤や湿疹を誘導するこ

とは困難であり、多くの研究者が湿疹の病因としてアレルギーが重要でなく、むしろ接触性皮膚炎（かぶれ、Ⅳ型アレルギー）がその本態ではないかと考えてきた。

アトピー性皮膚炎の病変組織には常にリンパ球の浸潤が見られるが、好酸球の浸潤はほとんど見られないこともある。しかし、1985年 Leiferman ら[9]により、アトピー性皮膚炎では、たとえ皮膚組織中に好酸球の浸潤が見られなくても、好酸球の産物である MBP の沈着が認められることが報告された。さらに、パッチ・テストの方法に改良を加え、長期にわたって十分量のアレルゲン刺激を皮膚に加えると、好酸球の明確な浸潤が観察され、湿疹病変が誘導されることが明確になり、再びアトピー性皮膚炎の発症にⅠ型アレルギー好酸球性炎症が関与するとする説が有力になってきている。

また近年、アトピー性皮膚炎の臨床症状が血中の ECP (eosinophil cationic protein、好酸球由来の蛋白質の一種) 濃度とある程度並行することも知られてきた。

以上のような知見から、近年、アトピー性皮膚炎の発症に好酸球性の炎症が重要であるとする意見が強くなってきた。

3. Th1/Th2 モデル

1986年 Mosmann[10] らは、多くのマウス $CD4^+T$ 細胞クローン株はその産生するサイトカインパターンに基づいて2つの亜集団、Th1/Th2 にグループ分けができると報告した。現在 Th1 細胞は IL (インターロイキン)-2、IFN (インターフェロン)-γ、TNF (腫瘍壊死因子)-β を産生する Th 細胞群として、Th2 細胞は IL-4、IL-5、IL-6、IL-10、IL-13 を産生する Th 細胞群として定義されている。Th1、Th2 細胞群は両者とも IL-3、TNF-α、GM-CSF (顆粒球マクロファージコロニー刺激因子) を産生する[10〜17]。

Th1/Th2 モデルの研究の結果2つの所見が明らかになってきた。

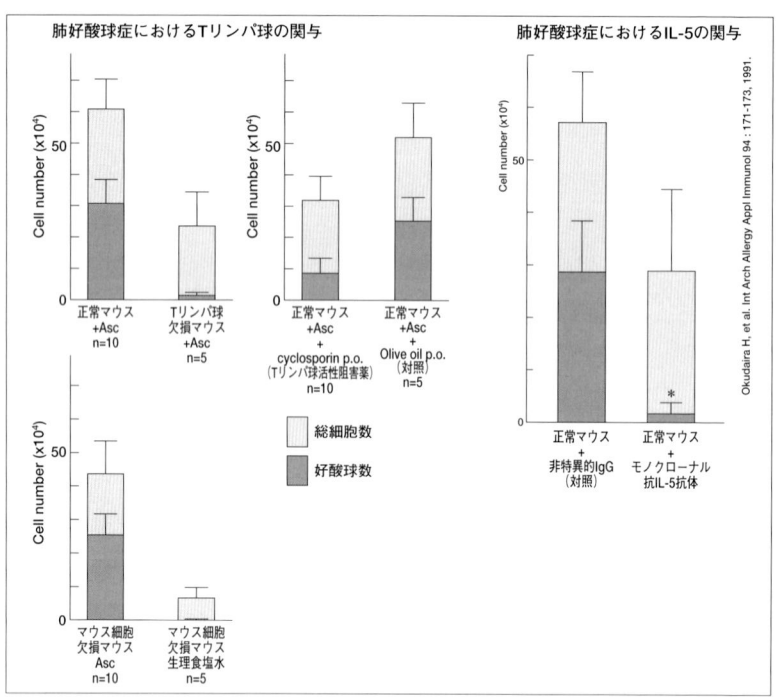

図3
肺好酸球症の発現にTリンパ球は不可欠であるが、マスト細胞の存在は必須ではない.

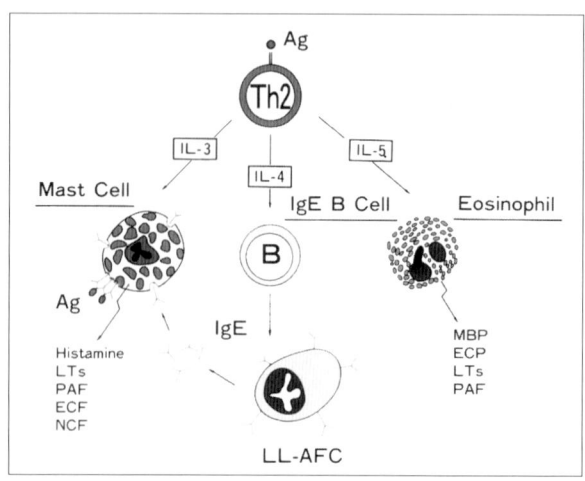

図4　Th2サイトカインの作用
Th2サイトカインはマスト細胞、好酸球の分化、増殖、寿命の延長、IgE抗体産生の亢進などアトピー性アレルギーの発現を促進する.

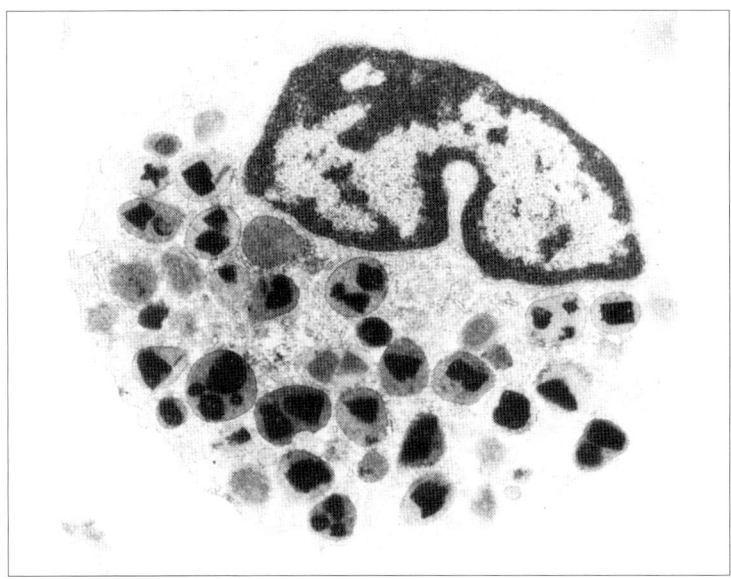

図5　好酸球の透過電顕像

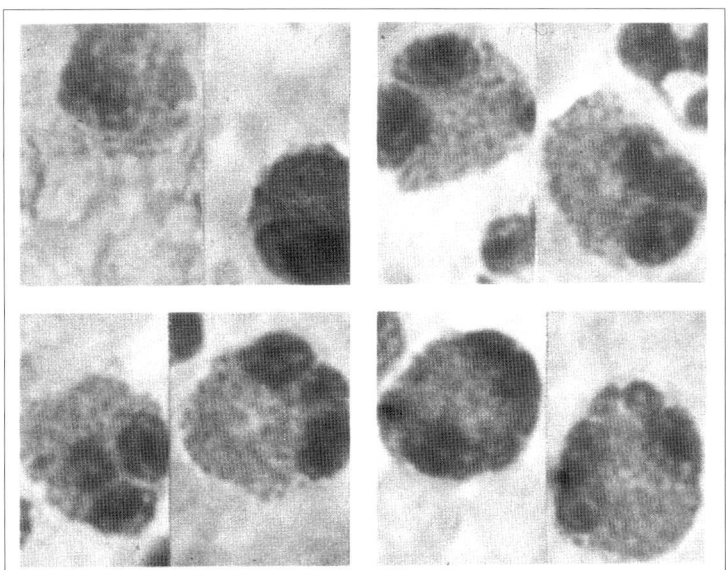

図6　好酸球の塗抹標本

第一に多くのマウスおよびヒトのT細胞クローンがTh1/Th2という分類に当てはまらないことである。典型的なTh1/Th2パターンは過免疫されたマウス[18〜20]あるいはヒト[21,22]に由来するT細胞クローン、あるいは特定のサイトカインの存在下に長期培養されたT細胞クローンにおいてみられるが、マイトジェンやアロ抗原で刺激されたクローンや短期間培養されただけのT細胞クローンでは、しばしばTh1およびTh2サイトカインがさまざまな組み合わせで発現しているのが観察される[17〜22]。後者のようなクローンは第三の亜集団すなわちTh0として分類されており、Th1、Th2の前駆細胞であるという仮説が提唱されている[19,20]。

現在単一の、ナイーブな末梢T細胞から活性化の途中あるいは、活性化のしばらく後に加えられた刺激に応じて、Th1あるいはTh2タイプの子孫が得られるという事実はほぼ確認されている[23,24]。

第二にTh1/Th2モデルは*in vitro*で培養されたT細胞クローンの解析に基づいて提唱されたものであるが、現在では*in vivo*におけるT細胞集団のサイトカインパターンを記載するのにも使われている。実際多くのヒトおよびマウスの免疫反応においてTh1あるいはTh2優位のサイトカイン遺伝子発現パターンがみられる[14,25〜28]。

現在では、IFN-γおよびIL-12がT細胞によるIFN-γ産生を促進し、IL-4がIL-4やその他のTh2サイトカインの産生を促進するという現象は一般に受け入れられている[12〜14,16,17,29]。

4. 好酸球性炎症とTh2サイトカイン：IL-5

1）好酸球性炎症とT細胞

1990年Nogamiらは、マウスにおいてブタ回虫の抽出液（Asc）の点鼻を行ない、肺好酸球症のモデルを確立し、その機序に解析を加えた。

マウスにAsc 40μlを週2回、3週間にわたって点鼻した。動物は、

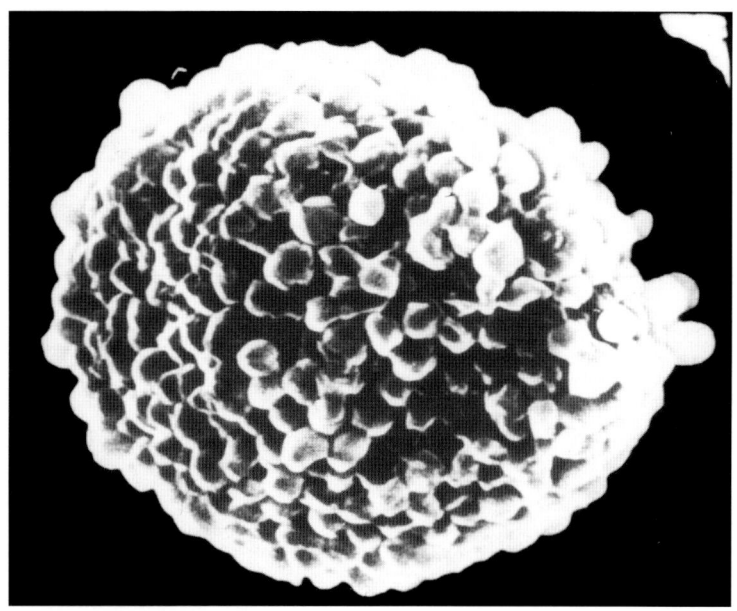

図7　マスト細胞の走査電顕像

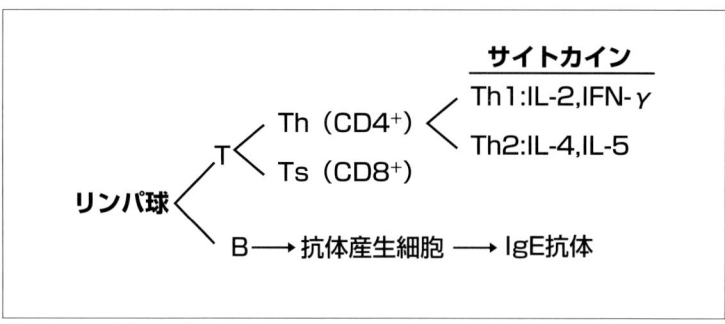

図8　リンパ球の分化

最後の Asc 投与2時間後に屠殺し、組織学的検索および気管支肺胞洗浄（bronchoalveolar lavage ; BAL）液中の各種細胞成分の解析を行なった。Asc 投与したマウスでは、肺に著明な好酸球浸潤を認めた[30]。Asc 投与した実験群のマウスの BAL 液中には、好酸球を主

体とする多数の細胞が認められた[30]。

　先天的に胸腺を欠如するヌードマウスにおいては、Asc の投与により肺好酸球症の出現は認められなかった。引き続き、Asc 投与マウスに、T 細胞に選択的に作用する免疫抑制剤シクロスポリン A（cyclosporin A；CsA）を投与したところ、肺好酸球症の誘導は著明に抑制された。

　これらの所見は、Asc 投与による肺への好酸球浸潤に T 細胞が大きな役割を果たしていることを示唆している。

2）好酸球性炎症と IL-5[31]

　このころ、活性化 T 細胞により産生・遊離されるサイトカイン IL-5 は、好酸球の分化・増殖に重要な役割を果たすことが知られていた。そこで、抗 IL-5 抗体を Asc 投与マウスに腹腔注射してみたところ、好酸球の肺内浸潤は完全に抑制され、T 細胞由来のサイトカイン IL-5 の重要性が示唆された[32]。

　その後の研究により、好酸球性炎症に関する IL-5、$CD4^+$ T 細胞の重要性はヒト（アトピー性疾患患者）でも明確になり、その分子機構、制御の試みが行なわれた[33〜40]。

　局所の好酸球浸潤は、気管支喘息などのアレルギー疾患で顕著にみられる所見であるが、以前よりこの反応は、ラット、マウス、モルモット、ヒツジ、イヌおよびサルなど、多くの実験動物で再現できることが報告されていた。また、気管支喘息患者の気道粘膜において IL-5 が産生されていることが Hamid らによって報告され[41]、IL-5 は好酸球性炎症の成立に何らかの役割を果たしていると推測された。しかしながら、それがどの程度重要なサイトカインであるかを確認するためには、Schumacher らによる抗マウス IL-5 抗体の作製を待たねばならなかった[42]。

　1991 年、著者らはマウスにおけるアレルギー性の好酸球浸潤反応が、抗 IL-5 中和抗体を処置することにより完全に抑制されるとい

う実験結果を報告した[43]。この好酸球性浸潤が、IL-5という単一のサイトカインの作用をブロックするだけで消失するという成績は、当時の常識からみれば驚くべきものであった。なぜなら、好酸球の活性化能は、IL-5だけでなくIL-3やGM-CSFなどのサイトカインも持っており[44,45]、特に遊走能に関しては、LTB$_4$やPAFなどの化学伝達物質(chemical mediator)のほうが数倍も高かったからである[46,47]。

結局この成績は、その後多くの研究グループによって追試され、事実であることが証明された[48～52]。また臨床的にも、好酸球性炎症を伴う疾患では、局所で検出されるIL-5濃度と好酸球浸潤量との間に明らかな相関関係が認められることが報告された[67]。IL-5は、局所の好酸球浸潤に必須のサイトカインであることが確認されたのである。

3) アトピー患者リンパ球によるIL-5産生

以上、実験動物における研究で、肺好酸球症の誘導にT細胞由来のIL-5が重要であることが示唆されたが、次の問題はこの仮説がヒトの気管支喘息の発症に関しても重要であるか否かということである。

アトピー性疾患の原因アレルゲンの中で、室内塵(ハウスダスト)が最も重要であり、中でも特に重要なものは、その中に生息するヒョウヒダニ属(*Dermatophagoides*)のダニであることが明らかになった[53,54]。

そこで著者らはダニにアレルギーのあるアトピー性気管支喘息患者および正常な健常者のT細胞にダニ抽出液を加え、培養し、培養上清中のIL-5を測定した。喘息患者において、3日目から明らかなIL-5産生が認められ、6日目にピークが認められた。喘息患者では、抗原の刺激により、非常に多くのIL-5が産生されたが、正常健常者ではほとんどIL-5は産生されなかった[34]。これらの結果は、アトピー性気管支喘息患者のダニ特異的T細胞が、アレルゲン刺激によっ

16 総論

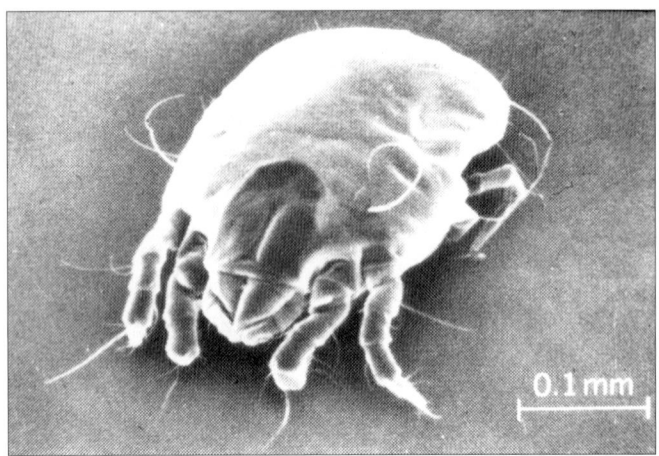

図9 コナヒョウヒダニ

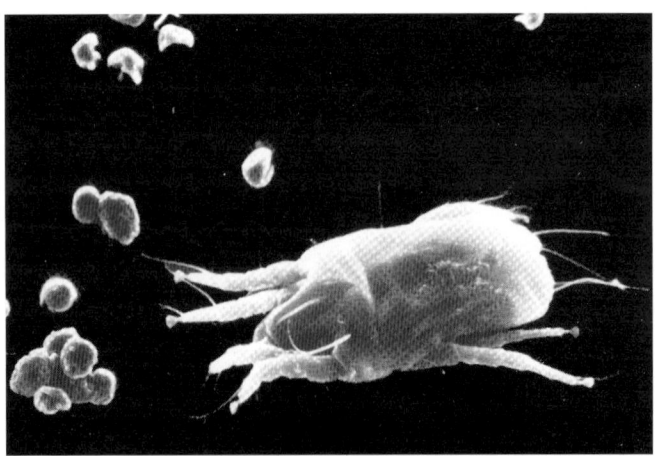

図8 ヤケヒョウヒダニとその排泄物

てIL-5を産生することを示唆するものである。

4) IL-5産生の分子機構

　抗原などによるT細胞受容体を通じた刺激は、プロテインキナー

ゼC（protein kinase C；PKC）の活性化とCa^{2+}の細胞質内濃度を上昇させることがわかっている。また一方、PKCはホルボールエステル（phorbol ester；PMA）により、直接に活性化され、細胞質内のCa^{2+}濃度はカルシウムイオノフォア（ionomycin；IOM）によって上昇させることができる。そこで著者らは、PMAとIOMを併用して抗原刺激を模倣することを試みた。アトピー性気管支喘息患者のリンパ球は、刺激なしでも少量のIL-5産生を示したが、PMAとIOMの並行刺激により、その産生が著明に上昇した。この結果は、末梢のT細胞が最大のIL-5産生を行なうためには、PKC活性化とCa^{2+}の細胞質内流入が必要であることを示唆するものである[37]。

5) IL-5産生細胞

アトピー患者のリンパ球からCD2$^+$、CD4$^+$、CD8$^+$細胞を、それぞれに対するモノクローナル抗体を吸着した免疫磁気ビーズと反応させ、磁石に吸着させて除去した細胞分画を作り、同数ずつPMAとIOMの刺激下に24時間培養した。結果はCD2$^+$およびCD4$^+$細胞除去分画はPMAとIOMで刺激してもIL-5を産生しなくなった。CD8$^+$T細胞除去分画のIL-5産生能は未分画のリンパ球に比してわずかに上昇しており、CD4$^+$T細胞が相対的に増加したことを示している。CD2$^+$、CD4$^+$、CD8$^+$除去T細胞分画および未分画リンパ球をPMAとIOMで8時間刺激し、RNAを抽出して検討したところ、IL-5mRNAは未分画リンパ球、CD8$^+$除去T細胞分画に検出され、CD2$^+$、CD4$^+$T細胞除去分画には見いだされなかった。以上の結果は、喘息患者のリンパ球中のIL-5産生細胞は、CD4$^+$T細胞であることを示すものである[34]。

IL-5は、T細胞由来のサイトカインとして発見されたが、その後の研究により、マスト細胞や好酸球自身がIL-5を産生することが報告されている[55〜59]。では、炎症局所におけるIL-5の産生源として、

一体どの細胞が最も大きな役割を果たしているのであろうか？

　以前には、アレルギー性の好酸球浸潤の発症機序として、アナフィラキシー反応を引き起こす IgE およびマスト細胞を介する経路が重要であると考えられていた。なぜならマスト細胞は、強い好酸球遊走活性を有する PAF や LTB$_4$ などを産生することが知られていたからである。しかしながら著者らは、マスト細胞が抗原チャレンジ直後に脱顆粒し、放出された chemical mediator が働いて好酸球浸潤が起きるとすると、あまりに好酸球浸潤のタイミングが遅すぎるのではないかと考えていた。確かに、チャレンジ 5～6 時間後ごろより好酸球浸潤は認められるが、その反応がピークに達するまでには十数時間から数日もかかる。一方、PAF などを直接吸入させた場合には、数十分の単位で好酸球は浸潤してくるのである。Nogami ら[33]は、T 細胞が産生する IL-5 の作用により好酸球は局所に浸潤してくるのであり、IgE-マスト細胞の経路がなくてもこの反応は起こるのではないかと考えた。そこで、遺伝的にマスト細胞を欠損している（WB×C57BL/6）F1-W/W^v マウスを用いて同様の実験を行ってみたところ、予想通り好酸球浸潤は起きたのである[48]。

　その後、動物モデルならびに臨床的な検討の結果、炎症局所で検出される IL-5 の多くは CD4$^+$T 細胞から産生されていることが明らかにされた[58~60]。

　マスト細胞は、即時型アレルギーあるいはアナフィラキシーショックにおいては、最も重要な細胞である。しかし、抗原で誘導された気道過敏性の惹起についての役割は、いまだ決定的な証拠が欠如している。Takeda ら[61]は、マスト細胞を先天的に欠損する W/W^v マウスを用いて検討を行なった。すなわち彼らは W/W^v および対照マウスに卵白アルブミン（OVA）の腹腔内感作を行なった後、経気道的な OVA のチャレンジを行なったのであるが、血中の OVA 特異的 IgE 抗体価や BAL 液中の好酸球の数は W/W^v と対照マウスの間

で有意な差が認められなかった。また呼吸抵抗や肺機能、気道過敏性に関しても W/W^v マウスと対照マウスの間で有意な差は認められなかった。これらのデータは、IgE-マスト細胞系の活性化は好酸球性炎症や気道過敏性の亢進には、ほとんど影響がないことを示している。

　最近の報告によれば、IL-5mRNA を発現する Th 細胞数は、好酸球浸潤の程度と相関するが、IL-4mRNA を発現する Th 細胞数は相関しない[62]。IL-4、IL-5 産生細胞は主として Th 細胞であり（70％は CD4$^+$、残りが CD8$^+$）、好酸球・マスト細胞の貢献は約 1/5 とされる[63]。アトピー型・非アトピー型気管支喘息の間で、IL-5mRNA を発現する Th 細胞の占める CD4$^+$、CD8$^+$ 細胞の割合に違いはみられない[64]。IL-4mRNA 陽性細胞は喘息患者のみならず喘息以外のアトピー性疾患患者の気道粘膜においても増加しているが、IL-5mRNA 陽性細胞は喘息患者に特異的である[65]。しかし、T 細胞中にはサイトカインタンパクは長時間とどまらないため、IL-4、IL-5 タンパクレベルの発現を免疫組織染色法で検索すると、T 細胞より好酸球・マスト細胞がむしろより陽性となる。

　生体反応はきわめて複雑なネットワークを形成しているので、IL-5 を産生する T 細胞だけで、好酸球浸潤およびそれに伴う組織障害が起こるとは考えにくいとの意見があった。Kaminuma らは、IL-5 を産生する T 細胞を正常動物に移入して解析を行なった。彼らはまず、卵白アルブミンに特異的に応答して IL-5 を産生するマウス CD4$^+$T 細胞クローンを樹立した。このクローン（FF2）は、抗原特異的に大量の IL-5 を産生するが、他のサイトカインはあまり産生しない、いわゆる Th2 タイプの細胞である。彼らは、FF2 を正常マウスに移入し、24 時間後に抗原チャレンジを行なった。この FF2 を移入したマウスと正常マウスとの違いは、生体内に卵白アルブミ

ン特異的に IL-5 を産生する T 細胞を持っているかどうかだけである。蛍光色素で標識した FF2 を組織学的に追跡してみると、抗原吸入 24 時間後、好酸球浸潤に先立って肺内に移入していることが確認され、48 時間後にはピークに達し、以後 1 週間以上肺内に集積していた。また、この FF2 移入マウスに抗原チャレンジを行なった後、経時的に BAL を行なってみると、BAL 液中に IL-5 が抗原吸入 8 時間後には検出され、24 時間後にピークに達し、96 時間後にはベースラインまで消退した。この所見は IL-5 が、移入された Th2 細胞クローンにより局所的に産生されていることを示唆している。BAL 液中の好酸球数は 8 時間後には有意に上昇し、96 時間後にピークに達して以後減少した。BAL 液中の eosinophil peroxidase (EPO) 活性は BAL 液中の好酸球数と並行して上昇し、気道に浸潤している好酸球が活性化し、脱顆粒していることを示している。ちなみに、ここでみられた好酸球浸潤の程度は、通常のモデル、すなわち感作したマウスに抗原チャレンジすることによって得られる反応と比較しても、まったく遜色ないものであった。

　そこで、FF2 を移入して抗原チャレンジしたマウスの肺から組織切片を作製してヘマトキシリン-エオシン染色し、顕微鏡下で観察してみた。すると、多くの細胞浸潤や浮腫に伴う粘膜下組織の肥厚など、明らかな炎症像が観察された。また、気管支粘膜上皮細胞の化生、配列不正や、一部剥離像なども認められ、組織障害を伴った変化であることが明らかになった。この切片を高倍率で観察すると粘膜下組織には、好酸性の顆粒を細胞質内に蓄えた多くの好酸球が浸潤していた。IL-5 を産生する T 細胞が存在するだけで、抗原の吸入により組織障害を伴う好酸球性炎症が十分誘導できたのである。

　ではこの反応は、やはり T 細胞が産生する IL-5 に依存したものであろうか？　この疑問を解明するため、IL-5 産生能が異なるいくつかの T 細胞クローンを使って実験してみた。その結果、*in vitro* に

おけるT細胞クローンのIL-5産生量と、in vivoでBAL液中に回収される好酸球数との間には、きわめて高い相関関係が認められた。また、この好酸球浸潤反応は、抗IL-5抗体を前投与することにより消失した。

これらの所見により、抗原吸入後局所の好酸球性炎症が発症するうえで、IL-5を産生するT細胞が存在することが必要かつ十分条件であることが強く示唆された[66]。

Leeら[67]は、肺の上皮においてIL-5を恒常的に産生するトランスジェニックマウスを作出し、著明な気道の好酸球浸潤、杯細胞化生、上皮の肥厚、局所的なコラーゲン沈着が認められたと報告している。さらにそのようなトランスジェニックマウスでは抗原の吸入なしに気道の過敏性が亢進しており、このような所見は気道におけるIL-5産生が単独に気管支喘息に特徴的な病理所見を引き起こしうることを示している。

6) IL-5 遺伝子転写の制御機構

T細胞特異的転写因子NF-AT（nuclear factor of activated T cells）は、T細胞が活性化されていないときは細胞質内に存在し、T細胞が活性化されると細胞核内に移行し、遺伝子のプロモーター/エンハンサー領域（調節領域）に結合する。FK506（タクロリムス）やCsA（シクロスポリン）によってNF-ATの核内移行が阻止されると遺伝子転写の活性化を起こすことができなくなる。一方、ステロイド薬（GC）とその受容体（GC-R）は複合体を作って核内に移行し、そこでAP-1（activating protein-1）と呼ばれる転写因子と反応し、AP-1がサイトカイン遺伝子のプロモーター/エンハンサー領域に結合するのを妨げる。AP-1とNF-ATの両者は、IL-2の遺伝子転写に必要であることが知られている[71]。FK506、CsAおよびGCのIL-5産生に関する抑制効果は、NF-ATおよびAP-1という2つの転写因子がIL-2ばかりでなくIL-5の産生にも必須だということを示唆して

いる。

7）IL-5 産生の抑制薬

ステロイド薬（glucocorticoids；GC）は長い間、慢性気管支喘息に最も効果的な治療薬として評価されてきた[69]。GC を患者に投与すると、好酸球性炎症を抑え、喘息症状を改善する。FK506 と CsA は、臓器移植における有効な免疫抑制剤である[70]。それらの免疫抑制効果は、IL-2、IL-3、IL-4、IL-6、GM-CSF などのサイトカイン遺伝子発現の抑制を介するものと思われている[71]。そこで、FK506、CsA、GC を PMA と IOM とともにアトピー患者のリンパ球の培養に添加した。その結果3つの薬剤のすべてが、アトピー性気管支喘息患者のリンパ球による IL-5 産生を抑制した。FK506 はリンパ球における IL-5 の mRNA 発現（遺伝子転写）を、用量依存的に抑制した。

Ⅲ．アトピー性（外因性）および非アトピー性（内因性）アレルギー疾患 [34]

Mori らは喘息患者と健常者から採取したリンパ球を PMA と IOM で 24 時間刺激し、上清中の IL-2、IL-3、IL-4、IL-5、GM-CSF、IFN-γ の測定を行なった。IL-2、IL-3、IL-4、GM-CSF、IFN-γ 産生量は、3つのグループで特に差は認められなかった。しかし、IL-5 産生については、アトピー性および非アトピー性気管支喘息で著明に増加し、健常者では増加を認めなかった。この結果は、PMA と IOM 刺激下で IL-5 を産生するような T 細胞が、アトピー性および非アトピー性気管支喘息患者のリンパ球分画中に存在し、健常者にはないということを示している。非アトピー性気管支喘息患者のリンパ球が PMA および IOM の刺激により多量の IL-5 を産生したという事実は、いわゆる非アトピー性（ときに感染型と呼ばれる）喘息

患者は血中に IgE 抗体の存在が認められなくても、T 細胞レベルにおいては hypersensitive（アレルギー）であることを示唆している。

1992年 Walker ら[72]は、アトピー性および非アトピー性の気管支喘息の BAL 液においてサイトカインパターンが著しく異なることを報告した。アトピー性患者の BAL 液においては、IL-4 および IL-5 レベルの著明な亢進がみられたが、非アトピー性喘息患者の BAL 液では IL-2 および IL-5 が著明に上昇しており、IL-4 レベルの上昇はほとんどみられなかった。アトピー性および非アトピー性喘息に共通してみられた IL-5 の上昇と BAL 中の好酸球増多は、両タイプの気管支喘息患者における好酸球性炎症の誘導に関して、IL-5 が共通で必須のサイトカインであることを示唆している。高度に活性化されたマクロファージから遊離される IL-1 や IL-12 により刺激された Th1 細胞が IL-2 を過剰に産生し、非アトピー性のアレルギー疾患を誘導するという仮説は非常に魅力的に思われる[76]。

Mori らは最近、IL-5 を産生するヒトの Th 細胞クローンが IL-2 の刺激によって IL-5 の遺伝子転写およびタンパク産生を行なうことを報告した[77]。IL-2 刺激においては IL-4 の転写は誘導されなかった。これはリコンビナント IL-2 の刺激により、IL-4 産生がみられないことによく対応している。これに対して、抗原などによる T 細胞受容体（T cell receptor；TCR）の刺激により、IL-4 の転写は明らかに誘導された[78]。IL-4 依存性の IgE 抗体産生の有無に基づいて、アトピー性疾患は"アトピー性（外因性）"と"非アトピー性（内因性）"に分けられる。"TCR シグナル優位"および"IL-2R シグナル優位"のアトピー性疾患がそれぞれアトピー性疾患および非アトピー性疾患を発症させるものと考えられる。

IL-2 により誘導される IL-5 産生が TCR 経路による IL-5 産生と同様に、ステロイド薬により抑制されるか否かの検討がなされた。そ

の結果, IL-2によるサイトカインの産生およびTh細胞の増殖が, ステロイド薬により明らかに抑制されることが証明された[79]。

IL-2Rに媒介されるIL-5産生はIgE抗体産生に必須のIL-4の産生を伴っていないので, 非アトピー性アレルギー疾患のIgE抗体産生を伴わない好酸球性炎症[57]の発現という病態がよく説明できる。

IV. アレルギーの遺伝 [80]

1. 歴史的背景

1923年CocaとCookは"アトピー (atopy)"という概念を提唱し, 遺伝的な素因に基づき枯草熱や喘息を引き起こす免疫学的なメカニズム (immunologic mechanism responsible for hay fever and asthma with hereditary cause) と定義づけた[1]。すなわち, いわゆるI型 (アトピー性) アレルギー疾患の病態の背景には遺伝的素因を持つ免疫反応が存在すると考えたのであった。その後, 遺伝的素因, 家族性がみられるとする報告が数多くなされ, どのような遺伝形式で, どのような素因が遺伝的に支配されているのかが研究の焦点になってきた[77]。

しかし, 喘息に関する多くの疫学的研究が喘息の遺伝性を肯定していない[78~82]。たとえば, 現在までにこの問題に関して最も広汎で緻密な研究は1986年にTownley[83]らによってなされた気道過敏性に関する家系調査であるが, 彼らはアトピー性疾患の有意な遺伝性を示すことができなかった。彼らの研究が決定的なものであると断言することはできないが, 喘息の遺伝性を決定的に証明するものはみられない。

その一方で, 喘息は後天的に獲得される環境的な素因により発症する疾患であることを示唆する報告は数多い。その中で最も重要な証拠は, 数々の"開発途上国において遺伝的に異なっていない人々

が異なる環境で生活すると喘息の罹患率が大きく異なってくる"という報告である[78〜80]。

都市化した、あるいは西洋化した地域に居住する人々においては、より貧困な地域に住む人々より著しく喘息にかかる者が多い。また居住地が変わると喘息にかかる率が変化するという事実[80,81]は、喘息は遺伝的な原因によって起こる疾患であるというよりはむしろ、環境要因に支配される疾患であることを示唆している。

"アトピー遺伝子"が単一であるにせよないにせよ、もしアトピー性疾患の発症に遺伝的要因が強く関与しているとすれば、一卵性および二卵性双生児における疾患の出現率、一致率の研究が大きな手がかりを与える。一卵性双生児は両者間で遺伝子構成が同一であり、また一卵性および二卵性双生児とも多くの場合同じ環境にいるので、一卵性双生児と二卵性双生児の比較が発症に関する遺伝的要因の関与に関して重要な手がかりを与えるからである。

7000例の双生児を調査したEdfors-Lubsら[84]のスウェーデンでの成績では、一卵性の場合、双生児の両者ともに喘息、鼻炎、またはアトピー性皮膚炎のいずれかを示す率は25％であった。二卵性の場合は16.2％で、一卵性より有意に低い。Edfors-Lubsらは、一卵性双生児におけるアレルギー性疾患の一致率がかなり低いことから、アトピー性疾患の発症には遺伝的要因より環境要因の関与が大きいのではないかと結論づけている。

アトピー性疾患はいわゆる先進国において急増しているが、それはここ100年程度に起こった事実であり、遺伝的変化がこのような短期間に、人種にかかわりなく、世界各地で一斉に、定方向的に起こるとは考えられない。アトピー性疾患の家族集積性は認められるが、いわゆるアトピー遺伝子やアトピー性疾患発症の遺伝的背景などに関しては明確な知見がない。

以上のことから、近年のアトピー性疾患の増加に遺伝的要因の関

与が非常に重要であるとは考えにくい。

　現在、世界の先進国において何らかのアトピー性疾患を持っている人々は人口の約30％といわれ、あと二世代ののちには50％を超すものと予想されている。そのような現状を考えてみるとアトピー性疾患の素因というものは存在するとしても、それは少数の特定の人たちが"アトピー遺伝子"を持っているか否かによって決定される形質ではなく、世界の大多数の人間が持っていて環境要因の変化（たとえば、アレルゲンの増加や細菌性あるいはウイルス性感染症の減少など）によりTh2病としてのアトピー性疾患を発症しうる素因であると考えられる。アトピー素因とは"アトピー遺伝子"の有無によりクリアカットに決定される遺伝的な形質というよりは、環境因子に大きく左右される表現形質なのであろう。アトピー性疾患の家族集積性は確かに存在するが、それは必ずしも遺伝性を示すものではない。たとえば、親が結核なら子も結核という可能性は高いが、結核は遺伝性疾患ではなく、まぎれもない感染症である。

2. アトピー性疾患の調節遺伝

　生物の遺伝が遺伝子により広義のメンデルの法則に従って行なわれるということが明らかになって以来、遺伝する病気の本質は遺伝子の異常であると考えられ、研究が進められた。

　実際、血友病、筋ジストロフィー症などは単一の原因遺伝子に基づく疾患であり、遺伝様式は遺伝子の同定以前から明らかであった。アトピー遺伝子候補として、高IgE血症とリンクする遺伝子座（11q13）がCooksonらによって報告された[85]。引き続いて彼らは、そのアトピー遺伝子はFcεRIのβ鎖のアミノ酸置換体として表現されることを明らかにした。しかし、現在までに多くの研究者の追試が報告されたが、彼らの指摘したDNAマーカーと高IgE血症との連関は明確には認められなかった。

1994年にMarshらは、米国ペンシルバニア州に住むアーミッシュと呼ばれる隔離集団において5q31.1マーカーと高IgE血症の関連性がみられることを報告した[86]。この遺伝子座の近傍にはIL-4、IL-5遺伝子が存在するため世界の注目を集め、他の患者集団を用いた検討が数ヵ所の施設でなされたが、彼らの知見は一般的に適用されるものであるか否かは明確でない。

　近年、いわゆる"調節遺伝"という概念が一般化してきた。すなわち、特定のタンパク質をコードする遺伝子の発現や発現量は他の遺伝子（調節遺伝子）によって調節されているという概念である。

　DNA上でタンパク質をコードしている領域を構造遺伝子と呼ぶ。一般にサイトカインなどのタンパク質の産生は、DNAを鋳型としてmRNAが産生（転写；transcription）され、そのmRNAをもとにタンパク質が合成（翻訳；translation）されるという過程をたどる。mRNAが合成（転写）されると、以後のプロセスはほぼ自動的に進行するので、一般のタンパク質合成では転写のステップが律速段階であると考えられている。遺伝子の転写能はプロモーター/エンハンサー領域に結合する誘導性転写因子群（inducible transcription factors）により調節されている。誘導とは内在、外在の物質（たとえばホルモン、アレルゲンなど）によりその産生が開始される性質を持っているという意味である。ちなみに転写因子（transcriptional factor）とは、DNAからmRNAを合成する転写過程において、転写酵素RNAポリメラーゼ以外に必要とされるタンパク質性因子を指す。

　T細胞への活性化シグナルは転写因子の受容体のリン酸化をはじめとするシグナルカスケードを経て最終的にプロモーター/エンハンサー領域への結合→標的遺伝子の転写という過程をたどる。調節遺伝の解明には転写因子およびその結合部分の同定が重要な課題である。

最近, 気管支喘息, アレルギー性鼻炎, アトピー性皮膚炎などのアトピー性疾患は, 単一の原因遺伝子の異常によるいわゆる遺伝病とはその発症機構がまったく異なり, 近年明らかにされてきた調節遺伝の変調によるものと推測されるようになってきた.

　著者らは, 好酸球性炎症の発現に最も重要な役割を果たすのはIL-5であり, アトピー素因とはいわゆるサイトカイン環境の変化によりもたらされたTh2サイトカイン遺伝子の転写亢進症であろうと考えている[76].

V. アトピー性疾患と環境因子

1. ディーゼル排気物と大気汚染

　マウスにおいて気道をディーゼル排気物に曝露するとIgE抗体産生が増加することが示され[87], 空気中のディーゼル排気物とアレルギーの間に相関関係が存在するのではないかという推測がなされた[88]. しかし, そのような相関関係は解析が行なわれた他の諸国でみられず, 今世紀におけるアレルギー疾患の増加を説明するためには, 他の要因を解析することが必要であると考えられている[89].

　大気汚染が気管支喘息の増加の原因であると推定されてきたが, イギリスおよび西ヨーロッパにおいて1950年代以来, 自動車の数は上昇しているが, 大気汚染は着実に改善されてきている. それにもかかわらず, この間に気管支喘息はむしろ増えているのである. 気管支喘息の罹患率に関して旧西ドイツと東ドイツにおいて興味ある比較試験が行われた. この2つの地域の住民は遺伝的にはきわめて類似した集団であるが, 東ドイツ (ライプチヒ) は西ドイツ (ミュンヘン) に比べて大気汚染がきわめて深刻である[90]. しかし, 気管支喘息は東ドイツよりも西ドイツにおいて多発していた. そしてこの現象は通常のアレルゲンに対する皮膚テストで検定されたアト

ピーの増加と相関していた[91]。すなわち、大気汚染がアレルギー発症の直接的な増加因子であるとは考えられないのである。

2. 寄生虫感染

　寄生虫感染はアレルギー疾患増加の主要な環境因子であると考えられてきた。寄生虫卵の数を調べた研究によって、正常者は気管支喘息患者に比して寄生虫卵の数が少数であった。多数の疫学調査によって、気管支喘息患者で腸内寄生虫感染が少ないと示唆されているが、症例対照研究では気管支喘息患者において寄生虫感作が増加しているとか、相関があるという結果は認められていない[97]。したがって現在までのところ、寄生虫感染が気管支喘息を増加させたり減少させたりするという仮説を支持したり反論したりするデータはない。

3. アレルゲン

　アレルゲンが存在しなければ、アレルギー性の喘息や花粉症が存在しないことは自明のことである。しかしそのような状態は、花粉が存在せず、ヒョウヒダニの成育をさまたげる湿度の低い山岳地帯においてみられる。高緯度で育てられた学童たちは海面レベルで育てられた学童たちよりもアレルギーを発症することが少ない[93]。同様に、オーストラリアの内陸の乾燥した地域に住む小児は海面近くのより湿潤な条件に住んでいる児童よりもアレルギーが少ない[94]。しかし、環境中のアレルゲン量の増加によって、最近のアトピー性疾患の急増を完全に説明することはできない。

　たとえば、最近日本においてスギ花粉症が著明に増加している。スギ花粉症の最初の症例は1964年に報告されたが、スギ花粉症患者は現在、日本における都市居住者の10〜15％に達している。日本スギは日本に固有の樹木であり、100万年以上前から繁殖してき

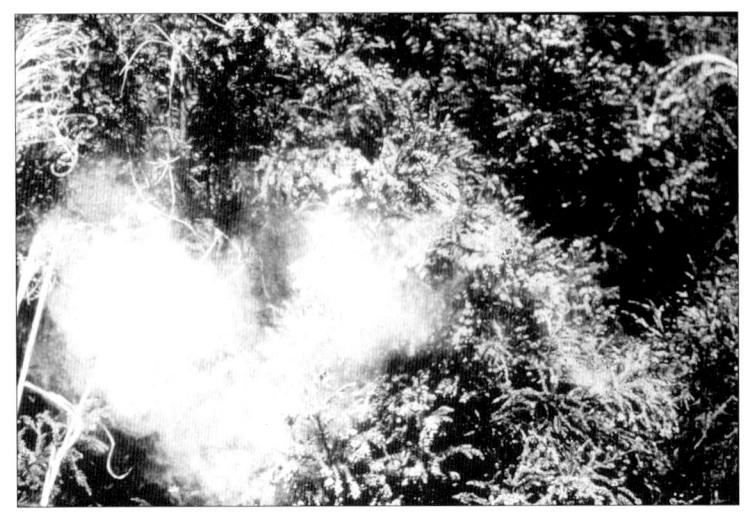

図11 スギ花粉の飛散像

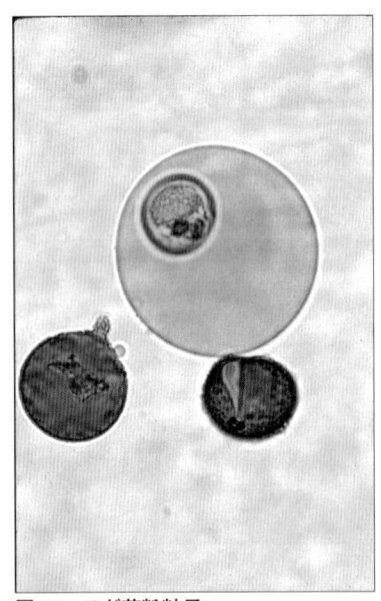

図12 スギ花粉粒子

た。日本スギが日本中に広範に繁殖している結果として、日本人はスギ花粉に毎年曝露されてきた。それにもかかわらず、スギ花粉症は1945年以前には存在しないと報告されてきたが、1965年〜1984年に至って爆発的に増加した[95]。1973年および1984〜85年に採血した群馬県の20、30代住民の抗体保有率は、それぞれ8.7％および36.7％であった[96]。約10年間で4倍の上昇があった。地域的にみると、東京都は空中のスギ花粉量が周辺の地域より比較的少ないにもかかわらず、スギ花粉症の急増が他

の地域よりも早く認められた。過去 30 年におけるスギ花粉症の急増の理由は不明である。スギ花粉のレベルが上昇したということだけでは、日本においてスギ花粉症が爆発的に増加したことを説明することはできない。なぜなら、日本スギの森林面積は 1930 年代後半から 1960 年代にかけて、1986 年の日本スギ森林面積の 30～50％に達していたと推定されており、スギ花粉量は 1930 年代から 1960 年代の大量飛散年には、最近の平均的な年の花粉量と同等に達していたと考えられるからである[97]。

また、日光スギ並木はほぼ 300 年以上前から存在しており、その近辺の住民たちは相当量のスギ花粉に曝露されていたと考えられるが、少なくとも 1945 年以前にはスギ花粉症はまったく報告されなかったのである。つまり、抗原量の増加だけでは最近のスギ花粉症の増加を説明することができないのである。

4. 衛生環境の向上：感染症の減少

単球・マクロファージが産生する IL-12 はウイルス感染、細菌感染によりその産生量が上昇し、Th1 細胞による IFN-γ の産生を促進することにより、Th2 タイプの反応を抑制する。一方、単球・マクロファージによる IL-12 産生は Th2 サイトカインである IL-10 の作用により抑制される。

最近ツベルクリン反応とアトピー性反応が逆の相関を持つことが明らかになった[98]。1996 年の Shaheen ら[99] の報告によれば、ギニアビサウにおいて麻疹の流行後、アトピー性皮膚反応の陽性率が 50％減少したといわれている。わが国を含め先進国においてアトピー性疾患が増加しているのは、予防接種や抗生物質の開発により Th1 反応産生を誘導するウイルス感染や細菌感染が減少しているせいかもしれない。実際、アトピー性皮膚炎の患者では、単球・マクロファージの産生する IL-12 や IL-12 の刺激で産生される IFN-γ の産

生が低下していることが報告されている[100〜105]。

5. Epstein-Barr ウイルス（EBV）感染 [106,107]

　最近、EBVのBCRF1（Bam H1, C fragment rightward reading frame 1）遺伝子の産物がヒトのIL-10と高度の相同性を持ち、機能的にも類似していることが明らかになった[108〜113]。従来、わが国ではEBVは幼小児期感染（不顕性感染が多い）が大半を占めてきたが、生活習慣の変化により初感染の時期が遅れてきた。このような場合、不顕性感染の形をとらず、アトピー性疾患が発症する可能性が考えられる。

　1981年、Strannegardら[114]は、アトピー性疾患を持つ人々は非アトピー性の対照群の人々より高力価かつ高頻度にEBV抗体を持つことを見いだした。このStrannegardらの研究によれば、アトピー性皮膚炎、気管支喘息患者およびアレルギー性鼻結膜炎を持つ小児において、EBV抗体が高力価である[114]。

　大部分の人々は未成年のうちにこのウイルスに不顕性感染する[120]。成人においては抗EBV抗体が陽転することはまれであり、約5％の成人が一生の間seronegativeとなる。幼少期の急性EBV感染は無症候あるいは軽度の症候を示すのみであるが、主として思春期あるいは成人期においては伝染性単核球症（infectious mononucleosis；IM）などのように著明な症状を呈することもある。一方で慢性的なEBV感染症の報告もなされている。1986年Olsonらは、chronic active EBV感染とアレルギーの明らかな相関関係を報告している[115]。EBV感染性の慢性疲労症候群の患者では、アレルギー疾患の頻度が著しく高い[108]。慢性EBV感染症の患者はウイルスに対する細胞性および液性免疫が障害されているのが特徴で、重篤な感染を引き起こすこともまれではない。先天的あるいは後天的な細胞性免疫不全の人々は、進行性のリンパ球増殖性疾患のため、重篤なウイルス

感染症を示し死に至ることもある。現在、EBVはBurkittリンパ腫、上咽頭癌、あるいはHodgkin病の原因ウイルスと考えられている。

先に述べたように、最近ヒト（human；h）IL-10とDNA配列に高度の相同性のみられるEBVのBCRF1遺伝子産物の存在が発表され、viral IL-10（vIL-10）と名づけられた[113,122]、EBVはアトピー性疾患の発症において何らかの重要な役割を果たしている可能性があると考えられた。EBVの急性、慢性感染症の患者においてIL-10の血中濃度が異常に上昇することはすでに知られている[116]。

IL-10は、活性化されたT細胞、B細胞および単球/マクロファージ系の細胞により産生される抗炎症性のサイトカインである。IL-10はマクロファージなどにより産生されるIL-12の産生を抑制し、間接的にTh2細胞の活性化を亢進させ、総体的にはTh2タイプのサイトカイン環境を誘導する。IL-10の遺伝子はEBVのゲノムに存在しており、ウイルスのlytic cycleの間に発現される。現在知られている限り、EBVのみがB細胞中にIL-10産生を誘導する唯一の因子であることは強調すべき事実であろう[118]。

1）持続的IgE抗体産生とbcl-2遺伝子発現

持続性のIgE抗体産生はアトピー性疾患患者の特徴の一つであるが、ブタクサ花粉症の血中のIgE抗体価は、花粉の飛散期にアレルゲンに曝露された後、まるまる1年間も維持される[119]。高応答性マウスにおいても、少量の強力な抗原を適当なアジュバントとともに免疫すると持続的なIgE抗体産生が得られる[120]。この抗体レベルは追加免疫を行なわなくとも数ヵ月にわたって続く。そして放射線非感受性で不死化したIgE抗体産生細胞が、in vitroおよびin vivoにおいては長期持続するIgE抗体産生を担うものと考えられている[121]。

bcl-2プロトオンコジーン（proto-oncogene）は、濾胞性リンパ腫でみられるt(14;18)転座に伴い免疫グロブリンH鎖J領域遺伝子近傍に転座して活性化され、発癌に関与することが知られている[122〜126]。

bcl-2遺伝子は細胞の寿命の延長を亢進させるタイプのプロトオンコジーンと考えられている。EBV感染により産生されるIL-10は細胞の寿命の延長に関する重要な因子であることが知られているが、IL-10はこのbcl-2の発現を亢進させるのである。これら多くの報告により、IL-10はbcl-2タンパクの産生を誘導し、B細胞のアポトーシスを阻止する強力な因子であることが明らかである。bcl-2はB細胞以外の細胞でもアポトーシスをブロックすることにより、寿命の延長を引き起こす[127]。最近、IL-10以外のサイトカインによりbcl-2発現をコントロールしうるか否かが検討され、IL-2とIL-4が一部のB細胞分画に一過性のbcl-2発現を誘導することが認められた[133]。しかし、興味深いことにこれらの効果は抗IL-10抗体により消失することが判明し、これらのbcl-2発現の亢進にはIL-10が必要であることが示唆された。

2）宿主の免疫反応とアトピー性疾患の発現

不顕性性感染をしているB細胞は、宿主の細胞障害性T細胞（cytotoxic T cells；CTL）によって認識されるいくつかのウイルスタンパクを発現している。そのためB細胞中に感染しているウイルスと宿主の免疫反応のバランスが、ウイルスの不顕性感染の維持のために必須である。

抗原特異的$CD8^+$クローンが増大した後、標的細胞を溶解させることのできる成熟したCTLに分化するためにはIFN-γやTNF-αが必要である。この重要な過程にはサイトカインシグナルの種類やタイミングが重要である。IL-2が欠如した状態では、通常CTLの誘導は起こらない。IFN-γが存在しない場合、ある程度の増殖は起こるが、免疫機能を持った成熟CTLは産生されない。しかしIFN-γがあまりにも早い段階で遊離されると、CTLクローンが増殖する前に最終的な分化が誘導されてしまい、感染予防は不可能になってしまう。免疫されていない人々の感染後の免疫反応の成立には、ウイル

スの量や感染経路、患者の年齢などが関与すると考えられる。すなわち、感作されていない正常細胞個体は、強力な細胞免疫能の存在にもかかわらず、比較的大量のウイルスに曝露されるとウイルス感染が成立してしまう。これに対して少量のウイルスは細胞性免疫を誘導し、引き続いて大量のウイルスに曝露されても感染を制御し、排除することができるようになる[129]。アトピー性疾患の少ない開発途上国においては、母親が高力価の抗EBV抗体を持ち、これが胎盤を通じて胎児に移行する。このような条件下で乳幼児期から反復して感染が起こることがアトピー性疾患の誘導を阻止し、自然の予防接種（natural vaccination）として働いている可能性もある。

VI. ステロイド薬

1. ステロイドの作用機序──遺伝子発現の機序とステロイド薬

アレルゲンがTリンパ球表面上の受容体を刺激し、最終的にIL-5遺伝子を発現させるまでの経過は、急速に明らかにされてきたが、かなり複雑である。

細胞が特定のリガンドで刺激されるとまずホスホリパーゼC（phospholipase C ; PLC）が活性化される。活性化されたPLCはホスファチジルイノシトール（phosphatidyl inositol ; PI）に作用し、ジアシルグリセロール（diacyl glycerol ; DG）を生じさせる。DGはプロテインキナーゼC（protein kinase C ; PKC）を活性化し、活性化されたPKCは多くのタンパク質をリン酸化する。リン酸化されたタンパク質は種々の遺伝子を発現させるが、多くの遺伝子群の発現にとって重要なものは *c-jun*、*c-fos* という2つの癌原遺伝子である。

リン酸化タンパクにより活性化された *c-jun*、*c-fos* をもとに作られた2つの癌タンパク質Jun、Fos（*c-jun* という癌原遺伝子が作っ

たものが Jun、c-*fos* という癌原遺伝子が作ったものが Fos という癌タンパク質である）はロイシンジッパーと呼ばれる特殊な結合を作って、AP-1（activator protein 1）という複合体を作る。AP-1 は遺伝子の上流の特定の部位に結合し、遺伝子の転写を促進する。アトピー性疾患では、IL-5 遺伝子などの転写が亢進しており、IL-5 などが大量に産生される結果、好酸球性炎症が起こる。これに対し、ステロイドホルモンはその受容体（GC-R）と複合体を作って、AP-1 のロイシンジッパー部分と結合し、AP-1 の転写活性を阻害する結果、IL-5 などの遺伝子転写・産生を抑制し、アトピー性疾患に治療効果を現すと推定される。

2. ステロイド薬の副作用

1）リバウンド現象

ステロイド薬は有効であるが、やめるといわゆるリバウンド（反跳）現象が起こり、使用前より悪化してしまい、始末におえなくなるという考え方がある。

血中コルチゾールの測定が容易に行なわれなかった時代には、ステロイド薬の副作用の大部分は過剰使用によるものであった。ステロイド薬が優れた臨床効果を示すため、使いすぎて副作用が出てしまうというパターンが多かった。ステロイドが過剰になると、患者自身の副腎皮質ホルモン（コルチゾール）産生が抑制される。これを副腎抑制と呼ぶが、これは血中ステロイドがふだんより過剰傾向にあることを示す。

血中コルチゾールが容易に測定されるようになると、副腎抑制がほとんど見逃されることなくとらえられるようになった。ステロイド薬の過剰使用による副作用は非常に恐れられていたので、多くの医師は副腎抑制が出現するとステロイド薬の急速な減量が必要と考え、実際急速な投与の中止を指示するのが普通であった。患者は自

分自身のステロイドホルモン産生が減少してるいるうえ、ステロイド薬を急速に投与中止されたり減量されたりして、急速にアンダートリートメント（undertreatment；治療不足）に陥り、原病（気管支喘息、アトピー性皮膚炎）の激しい悪化を起こすケースが増えてきた。これが、いわゆるリバウンド現象の実体であると考えられる。ステロイドホルモンの総量が減少していなければ副腎抑制は特に危険な状態ではなく、このような場合は自己のホルモン産生が減少しているから、むしろステロイド薬の減量は慎重にすべきであり、急速な薬剤の中止や減量による激しいリバウンド現象は、治療の仕方で防げると考えられる。

2）副作用のチェック
a）脳下垂体-副腎皮質系機能

外来で脳下垂体-副腎皮質系の機能を知るためには、血中コルチゾール（正常値$5.6 \sim 21.3 \mu g/ml$）、ACTH（adrenocorticotropic hormone、正常値$10 \sim 60 pg/ml$）の測定を行う。ステロイド薬の大量投与によりフィードバックがかかると、血中コルチゾール、ACTHの血中濃度が減少する。血中コルチゾールレベルは日内変動があるので、比較のためには同じ時刻に採血する必要がある。血中コルチゾールの減少は患者の副腎機能が抑制されていることを示すものであり、投与された分も含めたステロイドホルモンの総量が不足しているものと誤解してはならない。ステロイド薬の使用中に血中コルチゾールが低下しても、大急ぎでステロイド薬の追加や減量を行なう必要はない。ただ、現在のステロイド薬の投与量が、その患者の副腎皮質機能を低下させるレベルに達しているということを認識し、将来のプランを立てる目安とすべきである。ステロイド薬の急速な中止はwithdrawal syndrome（離脱症候群）を引き起こす。これは、激しいだるさ、筋肉痛などの症状として現れる。ステロイド薬を再開すれば、症状は速やかに回復する。

b) 血算・血液像

ステロイド薬の投与によって血中好酸球が速やかに減少する。これは、IL-5の産生抑制を反映しているものと考えられる。ステロイド薬の長期投与により白血球の増多がみられる。これは、白血球の中の好中球（分葉核）と呼ばれる細胞の増加によるもので、通常左方移動（幼弱な細胞の増加）はない。まれに少数の骨髄球をみることがあるが、これは悪性所見ではない。

文 献

1) Coca AF and Cooke RA. On the classification of the phenomena of hypersensitiveness. J Immunol 8:163-182, 1923.
2) Prausniz C, Küstuner H. Studien üder die Uberempfindichkeit. Zbl Bakt I Abt Originale 86:160-169, 1996.
3) Ishizaka K, et al. Physicochemical properties of reaginic antibody. J Immunol 97:840-853, 1996.
4) 奥平博一. アレルギー性炎症とは. medicina 34 (2):200-203, 1997.
5) Cartier A, et al. Allergen induced increase in bronchial resposiveness to histamine; Relationship to the late asthmatic response and change in air way caliber. J Allergy Clin Immunol 70:170-177, 1982.
6) Dohi M, et al. Bronchial responsiveness to mite allergen in atopic dermatitis without asthma. Int Arch Allergy Appl Immunol 92 (2):138-142, 1990.
7) de Monchy JGR, et al. Bronchioalveolar eosinophilia during allergen-induced late asthmatic reactions. Am Rev Respir Dis 131:373-376, 1985.
8) Filley WV, et al. Identification by immunofluorescence of eosinophil granule major basic protein in lung tissues of patients with bronchial asthma. Lancet 2:11-16, 1982.
9) Leilerman KM, et al. Dermal deposition of eosinophil-granule major basic protein in atopic dermalitis Compairson with onehocerciasis. N Engl J Med 313:282-285, 1985.
10) Mosmann TR and Coffman RL. Th1 and Th2 cells: different patterns of lymphokine secretion lead to different functional properties. Annu

Rev Immunol 7:145-173, 1989.
11) Kelso A. Th1 and Th2 subsets: paradigms lost ? Immunol Today 16 (8) :374-379, 1995.
12) Gajewski TF, et al. Regulation of T-cell activation: differences among T-cell subsets. Immunol Rev 111:79-110, 1989.
13) Swain SL, et al. Helper T-cell subsets: phenotype, function and the role of lymphokines in regulating their development. Immunol Rev 123:115-144, 1991.
14) Coffman RL, et al. Role of cytokines in the differentiation of $CD4^+$ T-cell subsets in vivo. Immunol Rev 123:189-207, 1991.
15) Mosmann TR, et al. Diversity of cytokine synthesis and function of mouse $CD4^+$ T cells. Immunol Rev 123:209-229, 1991.
16) Seder RA, et al. Acquisition of lymphokine-producing phenotype by $CD4^+$ T cells. Annu Rev Immunol 12:635-673, 1994.
17) Romagnani S. Lymphokines production by human T cells in disease states. Annu Rev Immunol 12:227-257, 1994.
18) Kelso A and Gough NM. Coexpression of granulocyte-macrophage colony-stimulating factor, gamma interferon, and interleukins 3 and 4 random in murine alloreactive T-lymphocyte clones. Proc Natl Acad Sci USA 85:9189-9193, 1988.
19) Firestein GS, et al. A new murine $CD4^+$ T cell subset with an understricted cytokine profile. J Immunol 143:518-525, 1989.
20) Street NE, et al. Heterogeneity of mouse helper T cells. Evidence from bulk cultures and limiting dilution cloning for precursors of Th1 and Th2 cells. J Immunol 144:1629-1639, 1990.
21) Paliard X, et al. Simultaneous production of IL-2, IL-4 and IFN-gamma by activated human $CD4^+$ and $CD8^+$ T cell clones. J Immunol 141:849-855, 1988.
22) Maggi E, et al. Profiles of lymphokine activities and helper function for IgE in human T cell clones. Eur J Immunol 18:1045-1050, 1988.
23) Rocken M, et al. A common precurson for $CD4^+$ T cell producing IL-2 or IL-4. J Immunol 148:1031-1036, 1992.
24) Sad S and Mosmann TR. Single IL-2-secreting precursor CD4 T cell can develop into either Th1 or Th2 cytokine secretion phenotype. J Immunol 153:3514-3522, 1994.

25) Yamamura M, et al. Defining protective response to pathogens: Cytokine profiles in leprosy lesions (published errantum appears in Science 1992 Jan 3;255(5040):12). Science 254:277-279, 1991.
26) Kay AB, et al. Messenger RNA expression of the cytokine gene cluster, interleukin 3 (IL-3), IL-5 and granulocyte/macrophage colony-stimulating factor, in allergen-induced late-phase cutaneous in atopic subjects. J Exp Med 173:775-778, 1991.
27) Heinzel FP, et al. Reciprocal expression of interferon gamma or interleukin 4 during the resolution or progression of murine leishmaniasis. Evidence for expansion of distinct helper T cell subsets. J Exp Med 169:59-72, 1989.
28) Heinzel FP, et al. Recombinat interleukin 12 cures mice infected with Leishmania major. J Exp Med 177:1505-1509, 1993.
29) Hsieh C-S, et al. Development of TH1, $CD4^+$ T cells through IL-12 produced by Listeria-induced macrophages. Science 260:547-549, 1993.
30) Nogami M, et al. Experimental pulmonary eosinophilia in mice by *Ascaris suum* extract. Am Rev Resp Dis 141:1289-1295, 1990.
31) Okudaira H and Mori A. Simple understanding and optimistic strategy for coping with atopic diseases. Int Arch Allergy Immunol 117:11-19, 1998.
32) Okudaira H, et al. T cell dependent accumulation of eosinophils in the lung and its inhibition by monoclonal anti-interlukin-5 (IL-5). Int Arch Allergy Appl Immunol 94(1-4):171-173, 1991.
33) Okudaira H, et al. Enhanced production and gene expression of IL-5 in patients with bronchial asthma-possible management of atopic diseases with agents which downregulate IL-5 gene transcription. Allergy & Clin Immunol News 6(1):19-26, 1994.
34) Mori A, et al. IL-5 production by $CD4^+$ T cells of asthmatic patients is suppressed by glucocorticoids and the immunosuppressants FK506 and cyclosporin A. Int Immunol 7(3):449-457, 1995.
35) Okudaira H and Miyamoto T. Interleukin-5 (IL-5) dependent accumulation of eosinophils in the lung. Allergy & Clin Immunol News 3 (4):117-121, 1991.
36) Okudaira H, et al. Treatment of atpopic diseases with glucocorticoids,

cyclosporin A and FK506: Anti-inflammatory effects and inhibition of IL-5 gene transcription. Prog Aller Clin Immunol 3:310-315, 1995.
37) Mori A, et al. Atopic diseases and eosinophilic inflammation-possible management with agents which downregulate IL-5 gene transcription. Environ Dermatol 1:42-54, 1994.
38) Mori M, et al. Regulation of interleukin-5 prduction by peripheral blood mononuclear cells from atopic patients with FK506, cyclosporin A and glucocorticoid. Int Arch Allergy Immunol 104(1):32-35, 1994.
39) Mori A, et al. Analysis of human IL-5 gene transcription by T cell clones and hybridomas. Int Arch Allergy Immunol 107:366-367, 1995.
40) Okudaira H, et al. Enhanced production and gene expression of IL-5 in patients with bronchial asthma ; Possible management of atopic diseases by downregulation of IL-5 gene transcription. Int Arch Allergy Immunol 107:255-258, 1995.
41) Hamid Q, et al. Expression of mRNA for interleukin-5 in mucosal bronchial biopsies from asthma. J Clin Invest 87:1541-1546, 1991.
42) Schumacher JH, et al. The characterization of four monoclonal antibodies specific for mouse IL-5 and development of mouse and human IL-5 enzyme-linked immunosorbent. J Immunol 141:1576, 1988.
43) Okudaira H, et al. T-cell-dependent accumulation of eosinophils in the lung and its inhibition by monoclonal anti-interleukin-5. Int Arch Allergy Appl Immunol 94:171, 1991.
44) Lopez AF, et al. Stimulation of proliferation, differentiation, and function of human cells by primate interleukin 3. Proc Natl Acad Sci USA 84:2761, 1987.
45) Metcalf D, et al. Biologic properties in vitro of a recombinant human granulocyte macrophage colony-stimulating factor. Blood 67:37, 1986.
46) Coeffier E, et al. LTB4, a potent chemotactic factor for purified guinea-pig eosinophils: interference of PAF-acether antagonists. Int J Immunopharmacol 13:273, 1991.
47) Wardlaw A, et al. Platelet activating factor: A potent chemotactic and chemokinetic factor for human eosinophils. J Clin Imvest 78:1701, 1986.
48) Nakajima H, et al. $CD4^+$ T-lymphocytes ant interleukin-5 mediate antigen-induced eosinophil infiltration into the mouse trachea. Am Rev

Respir Dis 146:374, 1992.
49) Gulbenkian AR, et al. Interleukin-5 modulates eosinophil accumulation in allergic guinea pig lung. Am Rev Respir Dis 146:263, 1992.
50) Chand N, et al. Anti-IL-5 monoclonal antibody inhibits allergic late phase bronchial eosinophilia in guinea pigs: a therapeutic approach. Eur J Pharmacol 211:121, 1992.
51) Mauser PJ, et al. Inhibitory effect of the TRFK-5 anti-IL-5 antibody in a guinea pig model of asthma. Am Rev Respir Dis 148:1623, 1993.
52) Nagai H, et al. Effect of anti-IL-5 monoclonal antibody on allergic bronchial eosinophilia and airway hyperresponsiveness in mice. Life Sci 53:PL243, 1993.
53) Voorhorst R, et al. Is a mite (Dermatophagoide spp) the producer of the house dust allergen? Allergy Asthma 10:329-334, 1964.
54) Miyamoto T, et al. Allergenic identity between the common floor mite (Dermatophagoides farinae Hughes, 1961) and house dust as a causative antigen in bronchial asthma. J Allergy 42:14-28, 1968.
55) Okayama Y, et al. IgE-dependent expression of mRNA for IL-4 and IL-5 in human lung mast cells. J Immunol 155:1796, 1995.
56) Bradding P, et al. Immunolocalization of cytokines in the nasal mucosa of normal and perennial rhinitic subjects. The mast cell as a source of IL-4, IL-5, and IL-6 in human allergic mucosal inflammation. J Immunol 151:3853, 1993.
57) Broide DH, et al. Eosinophils express interleukin-5 and granulocyte macrophage-colony-stimulating factor mRNA at sites of allergc inflammation in asthmatics. J Clin Invest 90:1414, 1992.
58) Ying S, et al. T cells are the principal source of interleukin-5 mRNA in allergen-induced rhinitis. Am J Respir Cell Mol Biol 9:356, 1993.
59) Ying S, et al. Phenotype of cells expressing mRNA for TH2-type (interleukin-4 and interleukin-5) and TH1-type (interleukin-2 and interferon-g) cytokines in bronchoalveolar lavage and bronchial biopsies from atopic asthmatics and normal control subjects. Am J Respir Cell Mol Biol 12:477, 1995.
60) Garlisi CG, et al. T cells are the predominant source of interleukin-5 but not interleukin-4 mRNA expression in the lung of antigen-challenged allergic mice. Am J Respir Cell Mol Biol 15:420, 1996.

61) Takeda K, et al. Development of eosinophilic airway inflammation and airway hyperesponsiveness in mast cell-deficient mice. J Exp Med 186:449-454, 1997.
62) Humbert M, et al. Relationship between IL-4 and IL-5 mRNA expression and disease severlty in atopic asthma. Am J Respir Crit Med 156:704-708, 1997.
63) Robinson D, et al. Prednisolone treatment in asthma is associated with modulation of bronchoalveolar lavage cell Interleukin-4, Interleukin-5, and Interferon-g cytokine gene expression. Am Rev Respir Dis 148:401-406, 1993.
64) Ying S, et al. Expression of IL-4 and IL-5 mRNA and protein product by $CD4^+$ and $CD8^+$ T cells, eosinophils and mast cells in bronchial biopsies obtained from atopic and non-atopic (intrinsic) asthmatics. J Immunol 158:3539-3544, 1997.
65) Humbert M, et al. IL-4 and IL-5 mRNA and protein in bronchial biopsies from and atopic and non-atopic asthmatics: evidence against "intrinsic" asthma being a distinct immunopathological entity. Am J Resp Crit Care Med 154:1497-1504, 1996.
66) Kaminuma O, et al. Successful transfer of late phase eosinophil infiltration in the lung by infusion of helper T cells clones. Am J Respir Cell Mol Biol 16:448, 1997.
67) Lee JJ, et al. Interleukin-5 expression in the lung epithelium of transgenic mice leads to pulmonary changes pathognomic of asthma. J Exp Med 185(12):2143-2156, 1997.
68) Vacca A, et al. Glucocorticoid receptor-mediated suppression of the interleukin 2 gene expression through impairment of the cooperativity between nuclear factor of activated T cells and AP-1 enhancer elements. J Exp Med 175:637-646, 1992.
69) Schleimer PR. Effects ofglucocorticoids on inflammatory cells relevant to their therapeutic applications in asthma. Am Rev Respir Dis 141:S59-S60, 1990.
70) Schreiber SL and Crabtree GR. The mechanism of action of cyclosporin A and FK506. Immunol Tokay 13:136-142, 1992.
71) Sigal NH and Dumont FJ. Cyclosporin A, FK506 and rapamysin: pharmacologic probes of lymphocyte signal transduction. Annu Rev

Immunol 10:519-560, 1992.
72) Walker C, et al. Allergic and nonallergic asthmatics have distinct patterns of T-cell activation and cytokine production in peripheral blood and bronchoalveolar lavage. Am Rev Respir Dis 146:109-115, 1992.
73) Mori A, et al. Allergen-specific human T cell clones produce IL-5 upon stimulation with Th1 cytokine, IL-2. Int Arch Allergy Immunol 107:220-222, 1995.
74) Mori A, et al. A critical role of IL-2 for the production and gene transcription of IL-5 in allergen-specific human T cell clones. Int Immunol 8:1889-1895, 1996.
75) Mori A, et al. A critical role of IL-2 for the production and gene transcription of IL-5 in allergen-specific human T cell clones. Int Immunol 8:1889-1895, 1996.
76) Okudaira, H. Why atopic diseases prevail in developed countries. ACI Int 10:110-115, 1998.
77) Marsh DG, et al. The epideminology and genetics of atopic allegy. N Engl J Med 305:1551-1559, 1981.
78) Godfrey RC. Asthma and IgE levels in urban and rural communities in the Gambia. Clin Allergy 5:201-207, 1975.
79) Anderson HR. Respiratory abnormalities in Papua New Guinea children: the effects of locality and domestic wood smoke. Int J Epidemiol 7:63-72, 1978.
80) Van Niekerk CH, et al. Prevalence of asthma: a comparative study of urban and rural Xhosa children. Clin Allergy 9:319-324, 1979.
81) Waite DA, et al. Asthma prevalence in Tokelnan children in two environments. Clin Allergy 10:71-75, 1980.
82) Anderson HR, et al. Risk factors for asthma up to 16 years of age: evidence from a national cohort study. Chest 91:127-130S, 1987.
83) Townley RG, et al. Segregation analysis of bronchial response to methacholine inhalation challenge in families with and without asthma. J Allergy Clin Immunol 77:101-107, 1986.
84) Edfors-Lubs ML. Allergy in 7000 twin pairs. Acta Allergologica 26:249-285, 1971.
85) Cookson WOCM, Sharp PA, Faux JA, Hopkin JM. Linkage between immunoglobulin E responses underlying asthma and rhinitis and chromosome 11q. Lancet 1989;1:1292-1294.

86) Marsh DG. et al. Linkage analysis of IL-4 and other chromosome 5q31.1 markers and total serum immunoglobulin E concentrations. Science 264:1152-1156, 1994.
87) Vieira P, et al. Isolation and expression of human cytokine synthesis inhibitory factor cDNA clones: Homology to Epstein-Barr virus open reading frame BCRF1. Proc Natl Acad Sci USA 88:1172-1176, 1991.
88) Ishizaki T, et al. Studies of prevalence of Japanese cedar pollinosis among the residents in a densely cultivated area. Ann Allergy 58:265-270, 1987.
89) Bonini S, et al. Genetic and environmental factors in the changing incidence of allergy. Allergy 49:6-14, 1994.
90) von Mutius E, et al. Prevalence of asthma and allergic disorders among children in united Germany: A descriptive comparison. BMJ 305:1395-1399, 1992.
91) von Mutius E, et al. Prevalence of asthma atopy in two areas of West and East Germany. Am J Respir Crit Care Med 149:358-364, 1994.
92) Masters S and Barrett-Connor E. Parasites and asthma-predictive or protective? Epidemiol Rev 7:49-58, 1985.
93) Charpin D, et al. Altitude and allergy to house dust mites. Paradigm of the influence of environmental exposure on allergic sensitization. Am Rev Respir Dis 143:983-986, 1991.
94) Strachan DP, et al. A national survey of asthma prevalence, severity and treatment in Great Britain. Arch Dis Child 70:174-178, 1994.
95) Yasuda A, et al. Questionnaire on the onset period of Japanese cedar pollinosis. In: IgE antibody synthesis and environmental factors (in Japanese). Muranaka M and Taniguchi M (eds). Tokyo: Medical Tribune, 1990. p.52-66.
96) Inouye S and Sakaguchi M. Seroepidemiology of Japanese cedar pollinosis. In: IgE antibody synthesis and environmental factors (in Japanese). Muranaka M and Taniguchi M (eds). Tokyo: Medical Tribune, 1990. p.31-40.
97) Yokoyama T and Kanazashi T. A change in the area of sugi (Japanease ceder) forests as a source of pollen source. In: IgE antibody synthesis and environmental factors (in Japanese). Muranaka M and Taniguchi M (ed). Tokyo: Medical Tribune, 1990. p.67-69.

98) Shirakawa T, et al. The inverse association between tuberculin responses and atopic disorder. Science 275(3):77-79, 1997.
99) Shaheen SO, et al. Measles and atpoy in Guinea-Bissau. Lancet 347:1792-1796, 1996.
100) Fujimura T, et al. Conversion of the CD4$^+$ T cell profile from T_{H2}-deminant type to T_{H1}-donimant type after varicella-zoster virus infection in atopic dermatitis. J Allergy Clin Immunol 100(2):274-282, 1997.
101) Tang MLK, et al. Reduced interferon-g secretion in neonates and subsequent atopy. Lancet 344:983-985, 1994.
102) Reinhold U, et al. Evidence that defective interferon-gamma production in atopic dermatitis patients is due to intrinsic abnormalities. Clin Exp Immunol 79:374-379, 1990.
103) Pene J, et al. Differences in IL-4 release by PBMC are related with heterogeneity of atopy. Immunology 81:58-64, 1994.
104) 浦野一志, 他. アトピー性皮膚炎とIL-12. 炎症と免疫 5(3):32-37, 1997.
105) Hanifin JM, et al. Recombinant interferon gamma therapy for atopic dermatitis. J Am Acad Dermatol 28(2):189-197, 1993.
106) Okudaira H and Mori A. Concepts of the pathogenesis of allergic disease: possible roles of Epstein-Barr virus infection and interleukin-2 production.
107) Okudaira H, et al. A shadow of Epstein-Barr virus in the pathogenesis of atopic diseases. Clin Exp Allergy 31(1):18-24, 2001.
108) Nagafuchi S, et al. Chronic EB virus infection and cytokine: IL-2, Interferon Gamma, and BCRF1 gene product (viral IL-10). Int Med 32(12):945-947, 1993.
109) Miyazaki I, et al. Viral interleukin 10 is critical for the induction of B cell growth transformation by Epstein-Barr virus. J Exp Med 178:439-447, 1993.
110) Punnonen J, et al. IL-10 and viral IL-10 prevent IL-4-induced IgE synthesis by inhibiting the accessory cell function of monocytes. J Immunol 151(3):1280-1289, 1993.
111) Moore KW, et al. Homology of cytokine synthesis, inhibitory factor (IL-10) to the Epstein-Barr virus gene BCRF1. Science 248:1230-1234, 1990.
112) Vieira P, et al. Isolation and expression of human cytokine synthesis

inhibitory factor cDNA clones: Homology to Epstein-Barr virus open reding frame BCRF1. Proc Natl Acad Sci USA 88:1172-1176, 1991.
113) Suzuki T, et al. Viral interleukin 10 (IL-10), the human herpes virus 4 cellular IL-10 homologue, induces local anergy to allogeneic and syngeneic tumors. J Exp Med 182:477-486, 1995.
114) Strannegard IL and Strannegard O. Epstein-Barr virus antibodies in children with atopic disease. Int Arch Allergy Appl Immunol 64:314-329, 1981.
115) Andersson J. Clinical and immunological consideration in Epstein-Barr virus-associated diseases. Scad J Infect Dis Supple 100:72-82, 1996.
116) Olson GB, et al. Correlation between allergy and persistent Epstein-Barr virus infections in chronic-active Epstein-Barr virus-infected patients. J Allergy Clin Immunol 78:308, 1986.
117) Miyazaki I, et al. Viral interleukin 10 is critical for the induction of B cell growth transformation by Epstein-Barr virus. J Exp Med 178:439-447, 1993.
118) Rousset F, et al. Interleukin 10 is a potent growth and differentiation factor for activated human B lymphocytes. Proc Natl Acad Sci USA 89:1890-1893, 1992.
117) Lichtenstein LM, et al. IgE antibody measurements in ragweed hay fever. Relationship to clinical severity and the results of immunotherapy. J Clin Invest 52:472-482, 1973.
120) Vaz EM, et al. Persistent formation of reagins in mice injected with low doses of ovalbumin. Immunology 21:11-15, 1971.
121) Okudaira H and Ishizaka K. Reaginic antibody formation in the mouse. XI. Participation of long-lived antibody-formation cells in persistent antibody formation. Cell Immunol 58:188-201, 1981.
122) Tsujimoto Y, et al. Cloning of the chromosome breakpoint of neoplastic B cells with the t(14;18) chromosome translocation. Science 226:1097-1099, 1984.
123) Bakhshi A, et al. Cloning the chromosomal breakpoint of t(14;18) human lymphomas: clustering around JH on chromosome 14 and near a transcriptional unit on 18. Cell 41:889-906, 1985.
124) Cleary ML and Sklar J. Nucleotide sequence of a t(14;18) chromoso-

mal breakpoint in follicular lymphoma and demonstration of a breakpoint-cluster region near a transcriptionally active locus on chromosome 18. Proc Natl Acad Sci USA 82:7439-7443, 1985.
125) Tsujimoto Y, et al. Involvement of the bcl-2 gene in human follicular lymphoma. Science 228:1440-1443, 1985.
126) Aisenberg AC, et al. The bcl-2 gene is rearranged in many diffuse B-cell lymphomas. Blood 71:969-972, 1988.
127) Vaux DL, et al. Bcl-gene promotes haemopoietic cell survival and cooperates with c-myc to immortalize pre-B cells. Nature 335:440-442, 1988.
128) Liu YJ, et al. Recombinant 25-kDa CD23 and interleukin 1 alpha promote the survival of germinal center B cells: Evidence for bifurcation in the development of centrocytes rescued from apoptosis. Eur J Immunol 21:1107-1114, 1991.
129) Salk J, et al. A strategy for prophylactic vaccination against HIV. Science 260:1270-1272,

各 論

第 1 章

気管支喘息

　最近までの気管支喘息（bronchial asthma）の定義は、以下のようなものであった。

　「気道の反応性亢進という特徴を有し、広汎な気道の狭窄によって反復性の呼吸困難の症状を現わす疾患で、その強さが自然に、または治療によって変化し、かつ類似症状を示す、肺、心臓血管系の疾患によらないもの」（文部省総合Ａ研究班「気管支喘息の定義」；班長・宮本昭正案、1989年）。すなわち、気管支平滑筋の収縮を気道閉塞の中心に考えてきたのであった。しかし1992年、International Consensus Report（ICR）では気管支喘息は以下のように定義された。

　「喘息は、マスト細胞、好酸球など多くの細胞が関与する気道の慢性炎症疾患である。素因のある患者では、この炎症（気道の）が広範囲に、かつ変化する気道閉塞による症状をおこす。気道閉塞ではしばしば自然にまた治療により可逆的である。気道炎症は、種々の刺激に対する気道反応性の亢進を伴う」〔喘息の診断と管理に関する国際コンセンサスリポート（International Consensus Report on diagnosis and management of asthma）の定義〕。

　ここでは、気管支喘息は明確に炎症性疾患と定義されており、世界の一般臨床家に大きな衝撃を与えた。

I. 病態

　気管支喘息は従来 Coombs and Gell による I 型アレルギーに分類され、抗原吸入負荷試験において抗原吸入後、数分以内に喘息症状が出現する(即時型喘息反応；immediate asthmatic response；IAR)ことから、IgE 抗体-マスト細胞系の反応による即時型アレルギーと位置づけられてきた。しかし、即時型反応が終息した後、そのまま観察を続けると 6〜8 時間後に再び気道収縮がみられる（遅発型喘息反応；late asthmatic response；LAR）ことが判明してきた。LAR 時には、IAR と異なり、病理組織学的にさまざまな炎症細胞浸潤が認められ、特にリンパ球（$CD4^+$ T 細胞）と好酸球の浸潤が著しい。この所見は、実際の慢性喘息患者の発作時や、寛解期にも得られる病理所見と合致するもので、現在では、IAR でなく LAR が慢性気管支喘息の病態を反映するモデルであると考えられている。ステロイド薬は、IAR にはほとんど作用を持たないが、LAR を効果的に抑制することが知られている。

　これまでに、数多くの免疫組織学的研究により、気管支喘息患者の気道粘膜には多数の活性化好酸球（$EG2^+$）、活性化 T 細胞（$CD25^+$）および好酸球由来の塩基性顆粒蛋白の存在することが指摘された。好酸球由来の major basic protein（MBP）、eosinophil cationic protein（ECP）、eosinophil peroxidase（EPO）などは組織障害性を有し、その吸入によって気道過敏性を生じさせることが知られている。好酸球は、ロイコトリエンをはじめとする種々の脂質メディエーター（lipid mediator）をも産生し、アレルギー性炎症の主役をなすものと考えられている。

　さらに in situ ハイブリダイゼーション法により、喘息患者の気道粘膜に存在する T 細胞はインターロイキン（IL）-3、顆粒球マクロファージコロニー刺激因子（GM-CSF）、IL-5 の mRNA を発現して

おり、これらのサイトカインの産生により好酸球の活性化を促進する可能性が示唆されている。ことにIL-5は、活性化T細胞により産生され、好酸球に選択的な増殖促進、活性化作用を有する。喘息患者の肺胞洗浄液中に高濃度に認められ、有症状者では血液中でも検出されることから、気道の好酸球性炎症（アレルギー性炎症）の成立に深くかかわっているものと推測されている。

II. 症　状

　気管支喘息は発作性でしかも可逆性の呼吸困難を特徴としている。したがって、発作のないときにはまったく症状がなく、健康人とまったく変わらない生活を送ることができる人も多い。しかし、慢性型喘息では咳、痰、喘鳴、呼吸困難などが常に多少とも認められる。

　発作時には　まず、胸部の圧迫感、ついで息苦しさ、呼吸数の増加、過呼吸がみられる。続いて、喘鳴が起こる。ついで、乾性咳（痰を伴わないから咳）、さらには粘稠な漿液性の痰がみられるようになり、十分に痰が排出されると症状は軽快してくる。

　喘息発作は夜間から早朝にかけて起こることが最も多い。

1．喘鳴（音）（wheezing）

　喘息発作ではヒューヒュー、ゼーゼーという喘鳴を本人も、また周囲の者も聞きとれることが多い。発作が強いときには、かなり離れていても聞くことができる。喘鳴は気管支の狭くなったところを空気が通るときに発する音である。

2．呼吸困難（息切れ）

　軽い発作のときには日常生活にはあまり支障がないが、歩行、階

段の昇降、労作などにより呼吸困難を感ずることが多い。発作が重症化してくると安静時にも呼吸困難を訴えるようになる。このようなときには起坐呼吸（orthopnea）をするようになる。

3. 咳

咳を訴える場合とそうでない場合がある。また、喘鳴が聞かれず咳発作を主症状とする喘息もある。

4. 痰

痰がほとんどみられない例もあるが、少量の粘稠な痰が排出され、ついで粘稠度の低い痰が多量に出て発作が治まることが多い。

5. 発作重積状態（status asthmaticus）

喘息発作が重篤で、β刺激薬やテオフィリン系薬による通常の対症療法で治まらない状態をいう。

発作が重症で換気が十分できないと低酸素血症、高炭酸ガス血症、呼吸性アシドーシスが出現し、不安、錯乱、意識混濁、羽ばたき振戦、頭痛、チアノーゼなどの呼吸不全の症状を呈してくる。

III. 検　査

気管支喘息の診断に用いられる検査は、一般検査、特殊検査、アレルギー検査に分けられる。一般検査、特殊検査は主に喘息であることの診断に、アレルギー検査は病因的診断、特にアレルギー性であるか否か、アレルギー性であれば病因抗原（アレルゲン）は何かという診断に用いられる。

1. 血液

　ステロイド薬の全身投与例を除けば、白血球数は正常であるが、好酸球の増加がみられることが多い。好酸球と喘息の重篤度とはかなり密接な関係があるとされる。好酸球由来の eosinophil cationic protein（ECP）を測定して喘息診断と経過観察に役立てようとの試みもある。

2. 喀痰

　気道感染がなければ、喀痰量は一般的に少なく水様またはゼリー状であるが、重症発作では粘稠性は増し、喀出はきわめて困難となる。好酸球の増加、Curschmann らせん体、Charcot-Leyden 結晶（体）や気管支上皮の塊状剥離産物であるクレオラ体（Creola body）などが認められることもある。

3. 胸部 X 線

　合併症のない軽症患者の寛解期には正常である。重症発作を繰り返した患者では、寛解期でも肺の過膨張と肺紋理の増強がみられる。発作中には肺の過膨張は著明となる。皮下気腫、縦隔気腫、分泌物の閉塞に伴う mucoid impaction や無気肺像を呈することもある。

4. 肺機能

　軽症例や若年者では、非発作時の肺機能は正常であるが、慢性例や重症例ではV_{25}低下など末梢気道の閉塞性変化を示すことが多い。有症時は主として1秒量の低下がみられ閉塞性障害を示すが、発作が重篤になると肺活量も減少し混合型の障害を示す。

5. 血液ガス

　気管支喘息発作の病状を把握するのに重要な検査である。小〜中

発作では PaO_2、$PaCO_2$ の両者が低下するが、重症化すると $PaCO_2$ が上昇し始める。肺胞過換気から肺胞低換気へ移行する際に $PaCO_2$ が正常値を示すが、これを cross over point（$PaCO_2$ 40 Torr）といい、重篤化の重要な指標である。

6. アレルゲン検査

1）皮膚テスト

皮膚のマスト細胞に結合した IgE 抗体と抗原とが反応するとヒスタミンなどの化学物質が遊離され、その結果、皮膚に膨疹と発赤が生じるという現象を利用した *in vivo* の検査法である。

2）RAST（radioallergosorbent test）

RAST は IgE 抗体の定量法である。RAST はその簡便性から近年非常に普及している。その原理は簡単に述べると、ペーパーディスクに結合させた抗原と血清中の IgE 抗体とを結合させ、つぎにディスク結合抗原-IgE 抗体抗体結合物に ^{125}I-抗 IgE をさらに結合させ、ディスク結合抗原-IgE 抗体-^{125}I-抗 IgE の放射能をカウントし、標準血清のカウントと比較することにより、被検血清中の IgE 抗体を定量しようとするものである。

RAST は皮膚テストと異なり、薬剤の影響を受けず、患者の皮膚の状態にかかわらず行えるし、また、幼・小児にも実施できる。当然のことながら、RAST ではアナフィラキシーショックの危険がない。さらに、RAST は皮膚テストとよく相関する。したがって、本法は IgE 抗体の測定法として非常に優れている。

IV. 診断、鑑別診断

気管支喘息は定型的な場合には、その特徴ある臨床症状や発作の起こり方などから診断はやさしい。しかし、他の慢性閉塞性肺疾患

（慢性気管支炎、慢性肺気腫、びまん性汎細気管支炎）との鑑別が難しい場合もある。また、喘息を伴う呼吸困難を起こす病気を喘息と鑑別する必要がある。

1）慢性肺気腫（chronic pulmonary emphysema）

慢性肺気腫は気腔の破壊、拡大を伴う病気である。中年以後の喫煙歴の長い男性に多い。喘息との鑑別点は、①気管支拡張薬やステロイド薬があまり有効ではない、②血中好酸球増多がなく、一酸化炭素肺拡散能力（DLco）の低下、肺コンプライアンスの増加がみられる。

2）慢性気管支炎（chronic bronchitis）

痰を伴う慢性の咳を特徴とする病気である。喫煙歴の長い中年以後の男性に多い。気管支拡張薬やステロイド薬に対する反応があまりよくないこと、血中好酸球増多がみられないことが、慢性肺気腫の場合と同様に喘息との鑑別点となる。

3）びまん性汎細気管支炎（diffuse panbronchiolitis）

呼吸細気管支を中心とした慢性炎症が広範囲に存在し、強い呼吸困難をきたす病気である。発病年齢は各年齢層に分布する。慢性副鼻腔炎の既往例や合併例が多い。喘息との鑑別点は、①胸部X線所見として両肺野に小粒状影が認められる、②進行すると緑膿菌感染が起こる、③呼吸機能検査では閉塞性障害と拘束性障害の両者が認められる（混合性障害）、④乾性ラ音と湿性ラ音の両者が混在することが多い、などである。

4）心臓喘息（cardiac asthma）

高血圧、冠状動脈疾患、心臓弁膜症などの心疾患を基礎にして起こる急性左心不全によって肺循環障害が生じている状態である。就寝後まもなく喘鳴を伴った呼吸困難が突然起こるのが特徴である。患者は起坐呼吸をする。喘息とは、①湿性ラ音の存在、②利尿薬、ジギタリスが有効である、③胸部X線写真で肺うっ血の所見

表1 喘息の長期管理における重症度対応段階的薬物療法

症状の程度	ステップ1 軽症間欠型	ステップ2 軽症持続型
症状の特徴	■喘鳴、咳嗽*、呼吸困難 　週に1-2回まで ■症状は間欠的で短い ■夜間症状は月に1-2回以内	■週に2回以上の発作 ■日常生活や睡眠が妨げられることがある。月に2回以上 ■夜間発作が月に2回以上
PEF, $FEV_{1.0}$	■自己最良値/予測値の80%＜ ■変動は20%＞	■自己最良値/予測値の70-80% ■変動は20-30%
治療	●吸入/経口 β_2 刺激薬、テオフィリン薬頓用 ●吸入 β_2 刺激薬またはDSCG吸入：運動前、アレルゲン曝露前に頓用 (抗アレルギー薬) ・メディエーター遊離抑制薬/ヒスタミン H_1 拮抗薬/TH_2 サイトカイン阻害薬考慮 ・ロイコトリエン拮抗薬/トロンボキサン A_2 阻害・拮抗薬考慮 ・BDP 200 μg/day考慮	●吸入ステロイド薬：(低用量) 　BDP 200-400g/day連用 ●徐放性テオフィリン薬連用 (抗アレルギー薬) ●メディエーター遊離抑制薬/ヒスタミン H_1 拮抗薬/TH_2 サイトカイン阻害薬連用 ●ロイコトリエン拮抗薬/トロンボキサン A_2 阻害・拮抗薬連用 吸入/経口 β_2 刺激薬連用 ・吸入 β_2 刺激薬追加頓用 　(1日3-4回まで)

＊：吸入ステロイド薬使用時には原則としてスペーサーを使用する。
■：いずれか1つが認められればそのステップとする。重複して認められる時はより重症のステップとする。これらの症状、呼吸機能検査は各ステップでの概要を示したもので、変動し、また、各ステップ間のオーバーラップがあり得る。
＊：喘鳴、咳のみの場合は週3回までででも軽症間欠型とする。

ステップ3 中等症持続型	ステップ4 重症持続型
■慢性的に症状がある ■吸入 β_2 刺激薬頓用がほとんど毎日必要 ■日常生活や睡眠が妨げられる。週に1回以上 ■夜間発作が週1回以上	■(治療下でも)しばしば増悪する ■症状が持続 ■日常生活に制限 ■しばしば夜間発作 (■経口ステロイド薬連用)
■自己最良値/予測値の60-70% ■変動は30%＜	■自己最良値/予測値の60％＞ ■変動は30%＜
●吸入ステロイド薬：(中用量) BDP 400-800 (1,200まで考慮) μg/day* ●徐放性テオフィリン薬連用 ●吸入/経口 β_2 刺激薬連用 (抗アレルギー薬) ・メディエーター遊離抑制薬/ヒスタミンH_1拮抗薬/TH_2サイトカイン阻害薬考慮 ●ロイコトリエン拮抗薬/トロンボキサンA_2阻害・拮抗薬連用 ・吸入抗コリン薬併用考慮	●吸入ステロイド薬：(高用量) BDP 800-1,200 (1,600まで考慮) μg/day* ●経口ステロイド薬：短期・中〜大量投与、持続量はなるべく少量とし、隔日または1日1回 徐放性テオフィリン薬連用 吸入/経口 β_2 刺激薬連用 (抗アレルギー薬) ・ロイコトリエン拮抗薬/トロンボキサンA_2阻害・拮抗薬連用考慮
・吸入 β_2 刺激薬追加頓用 (1日3-4回まで)	・吸入 β_2 刺激薬追加頓用 (1日3-4回まで)

ステップアップ：現行の治療でコントロールできないときは次のステップに進む
(PEF 60％＞では経口ステロイド薬の中・大量短期間投与後に行う)。
ステップダウン：治療の目標が達成されたら、少なくとも3カ月以上の安定を確認してから治療内容を減らしてもよい。以後もコントロール維持に必要な治療は続ける。

(厚生省免疫アレルギー班．喘息予防・管理ガイドライン1998．東京：協和企画通信, 1998)

表2　喘息症状（急性増悪）の管理（治療）

治療目標：呼吸困難の消失、体動、睡眠正常、日常生活正常
　　　　　PEFの正常値（予測値70%以上）、酸素飽和度＞90%*
　　　　　平常服薬、吸入で喘息症状の悪化なし

喘息症状の程度	呼吸困難	動作
1. 軽度 （PEF 70-80%）*	苦しいが横になれる	普通にできる
2. 中等度 （PEF 50-70%）* （Pao2 60 Torr以下）* （Paco2 45 Torr以下）* （Sao2 90%以下）*	苦しくて横になれない	かなり困難 かろうじて歩ける
3. 高度 （PEF 50%以下）* （Pao2 60 Torr以下）* （Paco2 40 Torr以上）* （Sao2 90%以下）*	苦しくて動けない	歩行不能 会話困難
4. 重篤症状 （大発作の治療に反応しない発作・上記治療でも悪化） エマージェンシー 重篤発作 （PEF測定不能） （動脈血ガス前項に同じ）	（状態） チアノーゼ 錯乱 意識障害 失禁 呼吸停止	会話不能 体動不能

*　：測定値を参考とする。
**：ICUまたは、気管内挿管、補助呼吸、気管支洗浄等の処置ができ、血圧、心電図、オキシメータによる継続的モニタリングが可能な病室。
*1：β_2刺激薬MDI 2(-4)パフ、20分おき2回反復可。無効あるいは増悪傾向時β_2刺激薬1錠、コリンテオフィリンまたはアミノフィリン200mg頓用。
*2：β_2刺激薬ネブライザー吸入を20-30分おきに反復する。脈拍を130/min以下に保つようモニタリングする。
*3：ボスミン（0.1% エピネフリン）0.1-0.3mL皮下注射20-30分間隔で反復可。脈拍は130/min以下に止める。虚血性心疾患、緑内障、甲状腺機能亢進症では禁忌、高血圧の存在下では血圧、心電図モニターが必要。
*4：アミノフィリン6mg/kgと等張補液薬200-250mLを点滴静注、1/2量を15分間程度、残量を45分間程度で投与し、中毒症状、頭痛、吐き気、動悸、期外収縮の出現で中止、平常テオフィリン服用患者ではキットで血中濃度を測定。
*5：ステロイド依存性患者では、ヒドロコルチゾン100-200mg、メチルプレドニゾロン20-40mg静注を考慮。

治療	自宅治療可、救急外来、入院、ICU**
β_2刺激薬吸入、頓用*1 テオフィリン薬頓用	自宅治療可
β_2刺激薬ネブライザー吸入反復*2 β_2刺激薬皮下注（ボスミン）*3 アミノフィリン点滴*4 ステロイド薬静注考慮*5 酸素考慮*6 抗コリン薬吸入考慮	救急外来 1時間で症状改善すれば：帰宅 4時間で反応不十分 ┐入院治療┐ 2時間で反応無し ┘ 　　高度喘息症状の治療へ ←
β_2刺激薬皮下注（ボスミン）*3 アミノフィリン持続点滴*7 ステロイド薬静注反復*8 酸素*9 β_2刺激薬ネブライザー吸入反復*2	救急外来 1時間以内に反応なければ入院治療 悪化すれば重篤症状の治療へ
上記治療継続 症状、呼吸機能悪化で挿管*10 酸素吸入にもかかわらずPao2 50 Torr以下および/またはPaco2 60 Torr以上 人工呼吸*10 気管支洗浄 全身麻痺（イソフルレン、ゼボフルレン、エンフルレン等による）を考慮	直ちに入院、ICU**

*6：酸素吸入を鼻カニューレ等で1-2L/min。
*7：アミノフィリン持続点滴で第1回の点滴（項目*4）に続く持続点滴はアミノフィリン250mg（1筒）を5-7時間で（および0.6-0.8mg/kg/hr）で点滴し、血中テオフィリン濃度が10-20μg/mL（ただし最大限の薬効を得るには15-20μg/mL）になるよう血中濃度をモニタリングし中毒症の出現で中止。
*8：ステロイド薬静注ではヒドロコルチゾン200-500mgまたはメチルプレドニゾロン40-125mgを静注し、以後ヒドロコルチゾン100-200mgまたはメチルプレドニゾロン40-80mgを必要に応じて4-6時間毎に静注。
*9：酸素吸入はPao2 80 Torr前後を目標とする。
*10：気管内挿管、人工呼吸で重症呼吸不全時の挿管、人工呼吸装置の装置は、時に危険なので、緊急処置としてやむを得ない場合以外は複数の経験ある専門医により行われることが望ましい。

（厚生省免疫アレルギー班．喘息予防・管理ガイドライン1998．東京：協和企画通信，1998）

（KerleyのB line、肺門陰影の増強）がみられる、などで鑑別できる。

V. 治　療

　気管支喘息の経過と予後は、病態の解明および治療法の進歩により著しく改善してきている。しかし、ステロイド抵抗性の難治性喘息も残されており、わが国の年間の喘息死は、6000人を超えている。しかし、ステロイド抵抗性・難治性気管支喘息は過去にステロイド薬使用を躊躇することにより生じた、いわゆるundertreatmentの結果であると考えられる。今後、吸入ステロイド薬や新しく有効な気管支喘息治療の普及により、気管支喘息患者の経過および予後は、著しく改善するもとの思われる。

　わが国のガイドラインによる喘息治療の目標は以下の通りである。①健常人と変わらない日常生活ができること、②正常人に近い肺機能を維持できること〔最大呼気流量（ピークフロー；peak expiratory flow；PEF）の変動が20％以内、PEFがが80％以上）、③夜間や早朝の咳や呼吸困難がなく夜間睡眠が十分可能なこと、④喘息発作が起こらないこと、⑤喘息死の回避、治療薬による副作用がないこと、などである。

　喘息の長期管理および喘息症状（急性増悪）の治療の詳細については、わが国の喘息治療ガイドラインを**表1**、**表2**にまとめて記載したので参照されたい。

参考文献

1) 牧野壮平（監修）. アレルギー疾患治療ガイドライン, 95年改訂版. ライフサイエンス・メディカ. 1995.
2) Schleimer PR. Effects of glucocorticoids on inflammatory cells relevant to their therapeutic applications in asthma. Am Rev Respir Dis 141(2 pt 2):S59-69, 1990.
3) Gleich GJ. The eosinophil and bronchial asthma: current understanding. J Allergy Clin Immunol 85(2):422-436, 1990.
4) Mori A, et al. Interleukin-5 production by $CD4^+$ T cells of asthmatic patients is suppressed by glucocorticoids and the immunosuppressants FK506 and cyclosporin A. Int Immunol 7:449-457, 1995.
5) Okudaira H, et al. Enhanced production and gene expression of IL-5 in bronchial asthma-management of atopic diseases with agents that down-regulate IL-5 gene transcription. ACI News 6:19-25, 1994.

第2章

アトピー性皮膚炎

　1933年WiseとSulzbergerは、アトピーの家族歴、乳児湿疹の既往、慢性・再発性の瘙痒を伴う湿疹症状、即時型皮膚反応陽性、血清中のレアギン（IgE）の存在などを特徴とする疾患をアトピー性皮膚炎（atopic dermatitis）として提唱した。大多数のアトピー性皮膚疾患患者は血清IgEが高値で、多数のアレルゲンに対しRAST陽性、皮膚反応（プリック反応）陽性を示す。また、しばしばアレルギー性鼻炎、気管支喘息などを合併する。

　わが国におけるアトピー性皮膚炎の罹患率は全人口の3～4％といわれ、多くは3ヵ月以後の乳児期に発症し、学童期までに自然軽快する。近年、患者数の増加が注目されており、かなりの症例が成人型の難治性アトピー性皮膚炎として残る。

I. 症　状

　激しい瘙痒を伴う湿疹が、頭部、顔面、躯幹、四肢、特に肘窩に出現する。発疹学的には特異的なものはなく、発赤、丘疹、落屑、小水疱、紅斑、苔癬化など乾燥性皮疹が目立つようになる。成人期では肥厚、苔癬化など乾燥性皮疹が主体となり、頸部、関節窩、四肢伸側、間擦部位に出現する。

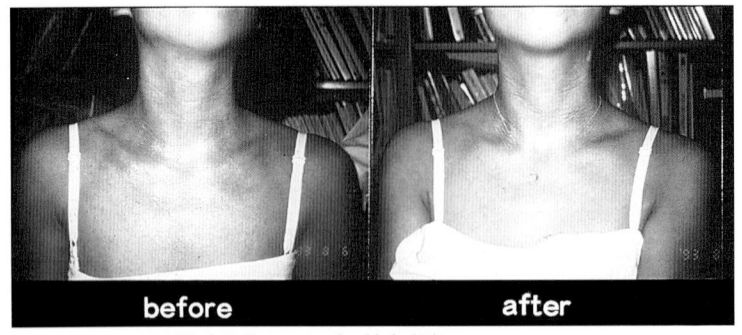

図13 ステロイド治療前後のアトピー性皮膚炎

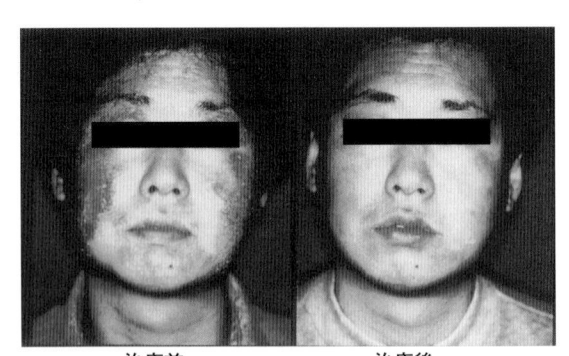

治療前　　　　　治療後
図14 タクロリムス軟膏治療前後のアトピー性皮膚炎

II. 検　査

　血中 IgE 高値（radioimmunosorbent test；RIST）、血中好酸球増加、ハウスダスト、ダニをはじめ種々のアレルゲンに対する皮膚反応（プリック反応）陽性、血中特異的 IgE 陽性（RAST）を示す。乳幼児では牛乳、卵、大豆などの食物性アレルゲンに対する IgE 抗

体が高率にみられる。学童期ないし成人においては、ダニやハウスダストに対し著しい陽性を示し、食物性アレルゲンに対する陽性率は低下する。表3に診断基準を示した。

Ⅲ. 治　療

1．一般療法

　痒みを生ずる種々の影響を避けることが大切である。刺激性の線維を避け、綿製の肌着を用い、低刺激性の石鹸、シャンプーを用い

表3　HanifinとRajkaの診断基準

1．以下の基本項目を3項以上有すること 　1）瘙　痒 　2）典型的な形態と分布 　　①　成人にあっては屈側の苔癬化 　　②　幼児、小児にあっては顔面および伸側の皮疹 　3）慢性あるいは慢性に再発する皮膚炎 　4）アトピー（喘息、鼻アレルギー、アトピー性皮膚炎）の既往歴または家族歴 2．さらに以下の小項目を3項以上有すること 　1）乾皮症 　2）魚鱗癬、手掌の過度の皺襞、毛孔性角化 　3）即時型（Ⅰ型）皮膚試験反応 　4）高血清IgE値 　5）年少時発症 　6）皮膚感染症（ことに、黄色ブドウ球菌、単純疱疹）の傾向、細胞性免疫の低下	7）非特異的な手または足湿疹の傾向 8）乳頭湿疹 9）口唇炎 10）再発生結膜炎 11）Dennie-Morgan下眼瞼皺襞 12）円錐角膜 13）前嚢下白内障 14）眼瞼黒化 15）顔面蒼白、顔面紅斑 16）白色粃糠疹（はたけ） 17）前頭部皺襞 18）発汗時瘙痒 19）羊毛および油脂溶媒に不耐 20）毛嚢周囲の顕著化 21）食物に不耐 22）環境、感情因子によって影響を受ける経過 23）白色皮膚描記症、遅発蒼白反応

る。夏季には発汗および表皮の細菌の増加により湿疹が悪化するので、入浴・清浄が必要である。

2. 食物性アレルゲン除去療法

　食物性アレルゲン（大豆、牛乳、卵、小麦、ピーナッツ、魚など）の摂取により症状の増悪を呈する症例がみられる。アレルゲン、特に卵の徹底除去療法の有用性については、現在むしろ否定的である。アレルゲンを意図的に摂取させる誘発試験、また与えない除去試験で陽性所見が得られた症例においてのみ、厳格な食物療法を行なってよいと考えられる。

3. 薬物療法

　瘙痒を抑える目的に抗ヒスタミン薬（H_1遮断薬）の内服が、また皮疹の治療としてステロイド外用薬を主体とした対症療法が行なわれる。尿素軟膏、サリチル酸含有軟膏は保湿目的に用いられる。抗アレルギー薬はステロイド外用薬との併用、あるいは寛解の維持に有用である。

　ステロイド外用薬はなるべく作用の弱いものから、最小量用いるのが原則である。副作用として、毛細血管拡張、紅斑、皮膚の萎縮、ステロイド痤瘡、感染誘発およびステロイド皮膚症などが問題となる。

　プロトピック®の有効成分であるタクロリムスは、リンパ球の一種のT細胞に働いて免疫抑制作用を起こす薬である。その作用としては、アレルギー反応の発生に関係しているさまざまな物質、たとえばTh細胞がつくりだす活性物質（サイトカイン）を抑制し、炎症性細胞であるマスト細胞にも直接作用してヒスタミンが遊離されるのを抑制する。

　このようなアレルギー反応を抑える作用から、タクロリムスはア

トピー性皮膚炎に対して治療効果が期待できると考えられ、1980年代後半から外用薬の製剤化が研究されていたが、1999年6月厚生省からアトピー性皮膚炎の治療薬として承認を得ることができた（プロトピック®軟膏）。本剤は以下のような臨床的有効性があげられている。

①顔面・頸部のアトピー性皮膚炎に対して、ストロングクラスのステロイド外用薬と同等の治療効果を有する。

②躯幹・四肢のアトピー性皮膚炎患者において、QOL（quality of life；生活の質）の改善が期待できる。

タクロリムスの作用点は、NF-AT（nuclear factor of activated T cells）と呼ばれる転写因子の活性抑制であるが、これはT細胞中にのみ存在し、細胞中には存在しないので、ステロイドと異なって皮膚に作用して薬剤性皮膚炎（ステロイド皮膚炎）を起こすことがない。本剤は顔面の皮膚炎（赤みを含む）に特に有効である。しかし、びらん・潰瘍面（掻破痕；掻きこわした傷痕）に使用した場合、薬の血中濃度が高くなり、そのため腎障害などの副作用が起こってくる可能性がある。こうしたびらん・潰瘍（掻破痕を含む）の患者には、あらかじめステロイド外用薬などで治療して、皮膚のびらんや潰瘍を改善してから、このタクロリムス軟膏の使用を開始することが必要である。2003年1月現在、15歳未満の小児や妊婦または妊娠している可能性のある女性では検討が十分でないため、使用が許可されていない。

副作用としては以下のものがある。

①腎障害が発生する可能があるので、本剤使用開始の2〜4週間後に1回、その後は定期的に腎機能検査（血清クレアチニン、BUN、血清カリウム測定など）を行ない、異常が認められた場合には直ちに使用を中止し、適切な処置を行なうことが必要である。

②本剤には使用後、一過性に皮膚刺激感（灼熱感、ほてり感、疼痛、瘙痒感など）が高頻度に認められるが、通常、皮膚の改善とともに発現しなくなるので、皮膚刺激感があることについて患者に十分説明することが必要である。ちなみに本剤の副作用の1つである毛嚢炎の発現率は6.3％、Kaposi水痘様発疹症の発現率は2.1％であり、注意を要する。

4．アレルゲンの減感作療法

アレルゲンの減感作療法はいまだ明確な効果の裏づけがない。

第3章

アレルギー性鼻炎

　アレルギー性鼻炎（allergic rhinitis）とは、発作性反復性のくしゃみ、水性鼻漏、鼻閉を三主徴とするⅠ型アレルギー性疾患である。通年性と季節性に分類される。アレルギー検査でアレルゲンが証明されず鼻汁好酸球増多のみが認められる好酸球増多性鼻炎（eosinophilic rhinitis）と、自律神経失調で起こると考えられる血管運動性鼻炎（vasomotor rhinitis）を含めて鼻アレルギーということがある。

　近年増加が著しく、鼻アレルギー全体の有病率は国民の30％を超え、スギ花粉症では都会人口の20％に達するものと推定される。

Ⅰ. 病　態

　吸入性アレルゲンが主原因である。通年性ではハウスダスト、特にその中のダニが重要で、小児の鼻アレルギーでは最も頻度が高い。季節性では花粉類が重要で、スギが最も頻度が高い。

　免疫系で産生されたIgE抗体は、鼻粘膜の好塩基性細胞（粘膜マスト細胞、好塩基球）に固着する。

1. くしゃみ

ヒスタミンが知覚神経終末の H_1 受容体を刺激し、インパルスは中枢から呼吸筋へと伝わり、くしゃみが起こる。

2. 水性鼻漏

くしゃみと同様の機序でインパルスは中枢から副交感神経を介して鼻腺に達し、水性鼻汁を分泌する。

3. 鼻 閉

ヒスタミンの直接刺激で血管透過性亢進が起こる。その結果、滲出、浮腫が起こり、粘膜は腫脹し、鼻閉を起こす。ロイコトリエンも血管に作用し、その作用はヒスタミンよりも強く、作用時間が長い。

　化学伝達物質のヒスタミン、ロイコトリエンなどの刺激で上記の三主徴が起こる。
　病理組織学的特徴は好酸球浸潤である。好酸球の一部は鼻汁中にも遊走する。そこでアレルギー性鼻炎は循環障害、滲出、分泌亢進、好酸球浸潤などを特徴とするアレルギー性炎症反応であるということもできる。

II. 検 査

　問診、鼻鏡検査、鼻汁好酸球検査、血清総 IgE 量測定で鼻アレルギーそのものの診断をつけ、問診、アレルゲン皮膚反応検査、鼻誘発試験、特異的 IgE 検査で病因アレルゲンの診断をする。

1. 問　診
　特に三主徴、好発期（通年性か季節性か）を尋ねることが重要である。

2. 鼻鏡検査
　通年性鼻アレルギーでは鼻粘膜、特に下鼻甲介の蒼白色調を呈した腫脹が特徴である。ただし季節性鼻アレルギーの花粉症では発赤腫脹のことが多い。

3. 鼻汁好酸球検査
　鼻汁スメアのHansel染色で好酸球増加が認められる。

4. 血清総IgE量の測定（IgE検査）
　血清総IgE量が高値をとるのは通年性型や、他のアレルギー性疾患の合併例である。花粉症では正常値のことが多い。

5. アレルゲン皮膚反応検査
　ハウスダスト、ダニ、スギ、カモガヤ、ブタクサ、アルテルナリアなどの陽性頻度が高い。

6. 鼻誘発試験
　アレルゲンディスク法を行なう。陽性であれば原因アレルゲンを疑う。

7. 特異的IgE検査
　従来のRAST法を酵素免疫法に改良したCAP RAST法で代表される血中の特異的IgE抗体の測定は、病因アレルゲン診断上で最も有用な情報を提供する。

III. 治　療

　抗原回避・除去が治療・予防の原則で、特にダニ防除、花粉の吸入回避は重要である。減感作療法（免疫療法）はスギ花粉症では有効とされている。

　抗アレルギー薬（抗ヒスタミン）が薬物療法の第一選択である。マスト細胞からの化学伝達物質の産生・遊離を抑制して症状を改善させる。製剤は内服薬、点鼻薬がある。最近の抗ヒスタミン薬（第二世代抗ヒスタミン薬）には副作用である催眠作用が少ない製剤が多い。経口抗ロイコトリエン薬は鼻閉にも効果がある。経口トロンボキサンA_2薬も使われる。局所用ステロイド薬は効果も強く、鼻閉に対して著効を示す。副作用も全身投与でみるような重大なものはない。

　手術療法として、鼻閉症例に対して、下鼻甲介肥厚があれば下鼻甲介切除術、レーザー切除術などを行なう。鼻中隔弯曲があれば鼻中隔矯正術を行なう。

第 4 章

花粉症

　花粉症（pollinosis）とは、植物の花粉（pollen）をアレルゲンとするⅠ型アレルギー性疾患である。季節性鼻アレルギー、アレルギー性結膜炎の症状が主症状であるが、鼻、眼以外にも全身の多彩な症状を示すことがある。

　1819 年に Bostock が本症を"夏かぜ"と記載したときは、牧草の枯草と接触して発症すると考えられ、"hay fever"と呼ばれた。1873 年、Blackley が皮膚反応、空中花粉調査などを試み、hay fever の原因はイネ科の牧草の花粉であることを証明した。

　わが国では 1961 年のブタクサ花粉症の報告が最初で、1964 年に報告されたスギ花粉症は日本独特の花粉症である。

　原因花粉はアメリカではブタクサ、ヨーロッパではイネ科の牧草、北米ではイネ科と並んでカバノキ科が重要である。わが国ではスギに代表されるが、イネ科、ブタクサも重要である。わが国で報告された原因花粉は、現在では 60 数種類にも及ぶ。風媒花粉がほとんどであるが、虫媒花粉が特殊環境下で職業性花粉症を起こすことがある。

　地域的には、北海道はイネ科、ヨモギ、カバノキ科の花粉症が多く、本州、四国、九州では圧倒的にスギ花粉症が多い。

　原因花粉の飛散期に一致して好発期がある。春は木の花粉症の季

節、初夏〜秋はイネ科の草の花粉症の季節、秋はブタクサなど雑草の花粉症の季節である。

I. 病態

　花粉アレルゲンの標的臓器は、眼では眼結膜、気道では鼻粘膜、咽・喉頭、気管・気管支で、さらに消化管、皮膚、精神神経系など多系統、多臓器に及ぶ。
　鼻では季節性鼻アレルギーとして発症し、発症機序は基本的には通年性鼻アレルギーと同様である。
　ヒスタミンが主役となる即時型反応は、花粉曝露機会の多い昼間に起こりやすい。これに反し、ロイコトリエンなどが主役となる遅発型反応は即時型反応の3〜6時間後に起こり、作用時間が長いために反応は夜間に及ぶことがある。

II. 症状

　一般にはくしゃみ、水性鼻漏、鼻閉、眼瘙痒が花粉症の四大症状といわれている。スギ花粉症では気管支喘息症状を示すことはほとんどない。
　カバノキ科花粉症（シラカバ花粉症、オオバヤシャブシ花粉症など）では、リンゴ、モモなどの特にバラ科果実を主体とした果実アレルギーがある。口腔アレルギー症候群（oral allergy syndorome；OAS）として、唇、口腔、咽頭が痒く腫れ、蕁麻疹、腹痛、きわめてまれにアナフィラキシーを起こすことがある。

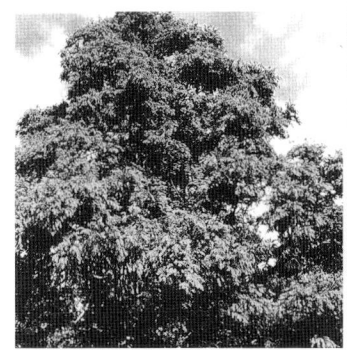

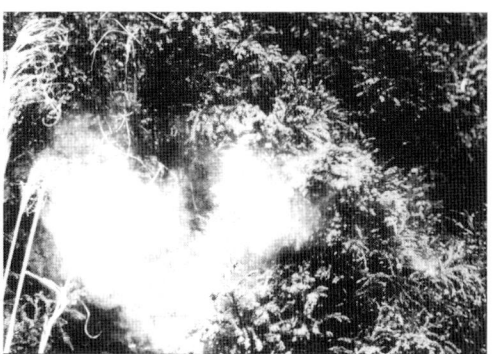

図15　スギ花粉の飛散像

Ⅲ. 検　査

　鼻アレルギー、結膜アレルギーそのものの診断と原因花粉の検索を行なう。
　診断における花粉症の特徴は次のようである。
①季節性、反復性がある
　　問診により毎年特定の季節に発症するか否かをきくことで、ある程度原因花粉の予測がつく。
②好酸球増加
　　鼻汁中にも結膜分泌液中にも好酸球増加を認める。末梢血好酸球増加がある場合もある。
③皮膚反応陽性
　　皮膚反応で感作の程度を知ることができる。
④特異的IgE検査陽性
　　CAP RAST法で41種類の花粉についてIgE抗体が測定できる。

Ⅳ. 治 療

　アレルギー性鼻炎症状については第3章で述べた。眼症状に対しては抗アレルギー（抗ヒスタミン）薬の点眼薬がよく用いられる。ステロイド点眼液は眼圧上昇などの副作用に注意する必要がある。

第5章

食物アレルギー

"同一食物を何回か摂取した後、異常な反応が2回以上出現する場合"を食物アレルギー（food allergy）と定義している。食中毒、薬剤性・代謝性食物異常反応などとは区別する必要がある。

人類は長い食生活の歴史の中で、大多数が摂取できるものでも一部の人においては摂取すると異常な反応を示すことが知られるようになり、紀元前5世紀ごろには「ある人の食物は他の人の毒」という記載が残されている。しかし食物アレルギーの科学的・系統的解明が行なわれるようになったのは、20世紀半ばのアメリカの研究者Rowe、Varghan、Rinkelなどによる研究以降となる。

診断を確定するのが困難であるため、発生頻度についての統一した見解を得るのは難しい。1～6歳の小児866人の病歴と食物負荷/除去試験から、食物に対する異常反応は1

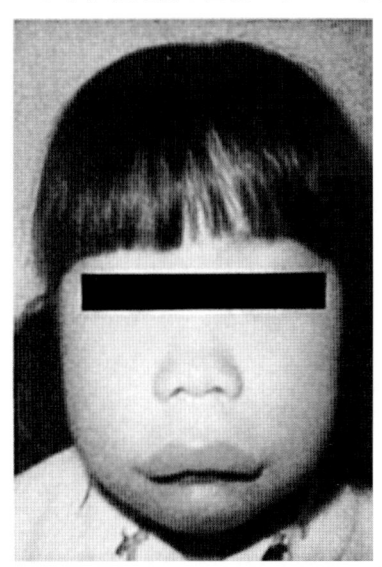

図16 食物アレルギーによる口唇の浮腫

歳で19％、3歳で27％、6歳で8％との報告がある（フィンランド、Kajosaai, 1982年）。このうちアレルギーを確認できたのは幼少児の50％、6歳児の全例であり、年齢が高くなるに従ってアレルギーが明確になるとしている。

　食物に対する異常反応は、一部のものを除いて成長とともに消失する。生後6ヵ月で75％、9歳で85％が問題なく摂取できるようになる（日本、馬場寛）。小児に比して成人症例は少ない。これは成長とともに消化能力が発達し、不完全な吸収が減少すること、腸管内の分泌型IgA抗体の増加などがその原因と考えられる。

I. 症　状

　標的臓器の違いにより広範で、以下の報告がある。
　①呼吸器症状：喘息、鼻炎、中耳炎、気管支炎など
　②消化器症状：嘔吐、腹痛、下痢、口内炎、口角炎、肛門瘙痒症、過敏性大腸など
　③皮膚症状：湿疹、蕁麻疹、皮膚瘙痒症
　④神経系症状：片頭痛、てんかん、めまい
　⑤その他全身症状：発熱、関節痛、ネフローゼ症候群など
　発症の様式は、1時間以内に症状の出現する即時型と、1時間以降に出現する非即時型に分けられる。非即時型の場合は食物摂取と症状の出現との間に一定の傾向がみられないことが多く、互いの関連を見いだすことが難しい。

II. 検　査

　即時型反応は問診、皮膚テスト、RAST、負荷/除去試験などを組み合わせると比較的容易に診断が可能である。生材料のほうがやや

高い信頼性を有するとの報告がある。

Ⅲ. 治　療

　臨床症状に応じた対症療法を行なうほか、原因が明らかな場合は除去食を行なう。アナフィラキシーなど反応が強い場合は厳密に回避するが、反応があまり強くない場合は状況に応じて許可する。除去食を行なうことによる精神面での負担が過重になる場合があり注意を要するほか、幼小児の多品目の除去は栄養障害をきたす場合もあり、代用食の指導が必要である。また加熱調理すると反応しない場合もある。

　除去食を一定期間行なうとその食物を反応なく摂取できるようになるので、定期的に耐性の獲得を調べ、時期をみて再摂取の指導を行なう。

第6章

蕁麻疹

　蕁麻疹（urticaria）は皮膚の一過性の限局性浮腫で、膨疹（境界明瞭な紅色調の扁平隆起）とそれを囲む潮紅として認められ、通常激しい瘙痒を伴う。血管周囲に存在するマスト細胞が活性化され、化学伝達物質（chemical mediator：ヒスタミン、キニン、プロスタグランジン、ロイコトリエンなど）が遊離され、真皮上層の血管透過性が亢進することによって局所の浮腫が生ずる。

　血管浮腫（angioedema、別名 Quincke 浮腫）は蕁麻疹の一型で、皮下・粘膜下組織に生じた皮膚深部の浮腫である。境界不鮮明な腫脹として認められる。

　臨床経過により、急性蕁麻疹、慢性蕁麻疹（通常2ヵ月以上続く）に分けられる。化学伝達物質がアレルギー機序によって遊離されるか、非アレルギー機序によるかで、アレルギー、非アレルギー性に大別される。原因により表4に示すように分類される。

　アトピー素因のある人々に多くみられる。人口の 10～25％が一生のうち一度は経験するといわれる。

I. 症　状

　膨疹や紅斑の大きさ、形はさまざまで、点状の丘疹性膨疹を示す

表4 蕁麻疹および血管浮腫の原因別分類

1. 薬物誘導性：抗生物質、解熱鎮痛薬、血清製剤など
2. 食物、食品添加物誘導性
   魚介類、肉、卵、ソバなど：体調の悪いときのみ出現することもある
   防腐剤、色素など
3. 接触、吸入性
   食物（特に果物）、植物、動物の毛、化粧品など
   ハウスダスト、ダニ、カビ、花粉、煙など
4. 金属製：歯科金属、アクセサリーなど
5. 虫刺され：ハチ、ムカデ、イソギンチャクなど
6. 感染症誘導性：細菌性、ウイルス性、真菌性、寄生虫、慢性病巣感染
7. 膠原病：特にSLE、その他血管炎、血清病
8. 他の全身疾患：橋本病、胃腸病、肝疾患、胆道疾患、妊娠、晩発性皮膚ポルフィリン症など
9. 悪性新生物：後天性Cl（Cl-INH消費による）、白血病、Hodgkin病、リンパ腫
10. 物理的刺激：寒冷蕁麻疹（クリオグロブリン血症など）、温熱蕁麻疹、コリン性蕁麻疹、日光蕁麻疹、圧力蕁麻疹、皮膚描記症、振動蕁麻疹、運動、発汗など
11. 色素性蕁麻疹：全身性肥満細胞症
12. 遺伝性：遺伝性血管浮腫、家族性寒冷蕁麻疹、C3b不活化因子欠損症、難聴と蕁麻疹を伴うアミロイドーシス
13. 精神因子、過労など
14. 本態性蕁麻疹

（Kaplan AP. Allergy. 1985, p.439より一部改変）

コリン性蕁麻疹から手掌大、体幹全体を覆うものまで、形状も円形・環状のものから、蛇行状、地図状を呈するものまで多様である。数も数個ないし無数に認められるもの、分布様式も散在性のものから、全身にわたる汎発性のものと多種多様である。また膨疹・紅斑が固定せず、数十分から数時間の単位で消長、移動する。激しい瘙痒を伴うのが特徴である。

　血管浮腫は、正常皮膚色から淡紅色調の弾力ある境界不明瞭な浮腫性腫脹である。熱感・腫脹感があるが、痒みはあまりないことが多い。有痛性のこともある。鶏卵大から手掌大のものが多いが、巨大なこともある。口唇、眼瞼、外陰部、舌、喉頭などが好発部位で

ある。声門部に発生すると生命の危険を伴う。まれに胃腸に発生することもあり、腹痛発作、嘔吐、下痢がみられる。

II. 病　態

　病理組織学的には、蕁麻疹は限局性の真皮上層の浮腫、血管浮腫は皮下・粘膜組織の浮腫と理解される。いずれも毛細血管あるいは細小静脈の透過性亢進に基づく変化であり、末梢血中の好塩基球や血管周囲に存在するマスト細胞が何らかの機序で活性化を受け、放出するヒスタミンをはじめとする化学伝達物質の働きによる。

　これらの細胞は表面にIgE受容体を有しており、IgEを介した抗原抗体反応に伴い、IgE受容体の架橋（bridging）が起こり、ヒスタミンの遊離が生じる。補体活性化、神経ペプチド、そのほか非アレルギー機序による好塩基球、マスト細胞の活性化も知られている。またヒスタミン以外にもロイコトリエン（LT）C_4, D_4, E_4, あるいはプロスタグランジン（PG）などのアラキドン酸代謝産物、キニン、カリクレイン、補体系なども関与する。汗腺周囲に分布するコリン性の神経伝達物質であるアセチルコリンは血管拡張作用を有するが、コリン性蕁麻疹の伝達物質と考えられる。

III. 診　断

　原因を究明するうえで、注意深い問診が必須である（**表5**）。アトピー歴、月経との関連などを尋ねる。吸入性・食餌性のアレルゲンによる皮膚反応、アレルゲン特異的IgE抗体測定（RAST）を行ない、さらに因果関係を明らかにする場合には、アレルゲンの投与による誘発試験を行なうこともある。なお、慢性蕁麻疹では急性に比べ因果関係が明らかになりにくく、約7割の症例は原因が不明の、

表5　慢性蕁麻疹患者へのアプローチ

1. 病　歴
2. 身体所見
3. 胸部単純X線
4. アレルゲンの検索
    吸入性抗原、食事性抗原の皮内反応
    IgE-RAST
    食品添加物（アスピリン）内服試験
5. 血液検査
    血算、末梢血液像
    赤　沈
    血清蛋白電気泳動、血清補体値、ASLO、ASK、クリオフィブリノゲン、クリオグロブリン、寒冷凝集素、LE試験、抗核抗体、RA試験
    肝機能、甲状腺機能、電解質
6. 寄生虫検査
7. 皮膚生検

ASLO：抗ストレプトリシンO、ASK：抗ストレプトキナーゼ
（Kaplan AP. Allergy. 1985, p. 439より改変）

いわゆる本態性蕁麻疹である。

Ⅳ. 治　療

1．原因療法

　原因となる食品、薬品、アレルゲン、歯科金属などが推定される場合には、除去、回避を行なう。感染症、その他の疾患に対しては、原因治療を行なう。

2．対症療法

　原因療法の有無にかかわらず、抗ヒスタミン薬（H_1遮断薬）ないし抗アレルギー薬の投与を行なう。アナフィラキシーショック、気管支喘息や激しい腹痛を伴うような全身型の蕁麻疹、蕁麻疹様血

管炎に対してはステロイドの全身投与が必要である。コリン性蕁麻疹には抗ヒスタミン薬はあまり有効ではないが、ヒドロキシジン、レセルピン、メトセルピジンなどが有効であるとされている。

参考文献
1) Kaplan AP. Urticaria and angioedema. In: Allergy. New York: Churchill Livingstone, 1985. p. 439.
2) 池澤善郎. じんま疹, 血管浮腫. In: 最新内科学大系 23, アトピー・アレルギー性疾患, 東京:中山書店.
3) Buckley RH. Atopic dermatitis. In: Allengy. New York: Churchill Livingstone, 1985. p. 417.
4) 吉田彦太郎, 他. アトピー性皮膚炎. In: 最新内科学大系 23, アトピー・アレルギー性疾患. 狩野庄吾, 他(編). 東京:中山書店 1992. p. 345.
5) Metcalfe D. Food hypersensitivity. J Allergy Clin Immunol 76:749, 1984.
6) 小林節雄. 職業性喘息—原因物質と成立機序による分類. 日本臨床 45:1781, 1987.
7) 中村 晋. 職業アレルギー. 臨床と研究 66:1143, 1989.
8) 根本俊和, 近藤忠徳. 職業アレルギー. In: 最新内科学大系 23, アトピー・アレルギー性疾患. 狩野庄吾, 他(編). 東京; 中山書店, 1992. p. 433.

第7章

アナフィラキシー

　1902年、PoriterとRichetはイヌにごく少量のイソギンチャクの毒素を注射し、2週間後に同じ毒素を少量注射すると、数分後に急激なショック状態に陥り死亡することを観察した。毒素に対する生体の反応が本来の防御（phylaxis）とは反対の方向に働いているという意味で、彼らはこの現象をアナフィラキシー（anaphylaxis；無防御）と呼んだ。

　今日、アナフィラキシーとは、ある物質が原因となりそれに対する生体の反応の結果、短時間のうちに粘膜浮腫、気管支攣縮、血圧低下などの広範な症状を呈する病態をいう。一連の反応はしばしば重篤であり、急性の呼吸・循環不全に至る場合をアナフィラキシーショック（anaphylactic shock）という。

I．病　態

　非常に広範にわたる物質が原因となりうる（**表6**）。近年では抗生物質や抗炎症鎮痛薬を中心とする薬物の原因頻度が高い。ハチ毒による例も毎年報告されている。

　典型的な場合には、IgE抗体による即時型アレルギー反応によって発症する（免疫学機序によるアナフィラキシー）。

表6　アナフィラキシー反応を起こしうる物質

1. 抗生物質：ペニシリン、セファロスポリン、テトラサイクリン、ニトロフラントイン、ストレプトマイシン、カナマイシン、アムホテリシンB、ニューキノロンなど
2. 非ステロイド性抗炎症薬：サリチル酸製剤、インドメタシン、ピラゾロン系製剤
3. ホルモン：ACTH、インスリン、副甲状腺ホルモン、エストラジオール
4. 酵素製剤：トリプシン、キモトリプシン、L-アスパラギナーゼ、ソルコセリル、チトクロームc製剤
5. 麻酔薬：プロカイン、テトラカイン、リドカイン
6. 生物学的製剤：全血、血漿、グロブリン製剤、抗血清、ワクチン
7. アレルゲンエキス
8. 検査用薬剤：造影剤、スルホブロムサルファレイン（BSP）
9. 多糖類：デキストラン
10. 食品：卵、ミルク、魚介類、バナナ、クルミ、チョコレート、柑橘類
11. 動物毒液：昆虫（ハチなど）、ヘビなど
12. 色素：タートラジン（黄色4号）

　この反応の過程で遊離された伝達物質は単独で、あるいは共同して臓器の障害を引き起こす。すなわち、血管の透過性の亢進により、蕁麻疹や粘膜の浮腫が出現する。末梢血管は拡張し、いわゆる虚脱（collapse）状態となり、心臓への静脈還流量は減少する。そのため、心拍出量は低下し、血圧も低下してアナフィラキシーショックとなり、ときに急死の原因となる。IgE抗体による反応を起こす抗原物質としては、多くの薬物、特にペニシリン系、セファロスポリン系などの抗生物質や食品類、ハチ毒などがある。
　このほかにも、アラキドン酸代謝異常、マスト細胞とIgE抗体を介さない直接作用、中毒作用、心因性作用などのさまざまな機序によってアナフィラキシーが誘発されることがある（非免疫学的機序によるアナフィラキシー）。たとえば抗炎症鎮痛薬やヨード造影剤による反応は、この範囲に属すると考えられている。このように抗原抗体反応を介さずに、典型的なアラフィラキシーと同様の症状や時間経過を呈する場合も、アナフィラキシー様（anaphylacoid）反

応として、一般的にはアナフィラキシー反応に含めて扱う。

　ショック死例の剖検所見では、急性肺膨張、咽・喉頭浮腫、内臓うっ血、肺水腫、蕁麻疹、血管浮腫がみられ、閉塞性喉頭浮腫はアナフィラキシーショックに特徴的といわれる。

II. 症　状

　抗原侵入後5分以内に、ときには注射針を抜かないうちに出現する。初期症状として、口唇や手足のしびれ感、四肢冷感、心悸亢進、胸部苦悶感、喉頭部違和感、悪心、嘔吐、腹痛などを認めることがある。理学的所見では、全身の潮紅、蕁麻疹、嗄声や喘鳴、下痢などが比較的よく認められる。重篤な場合には顔面蒼白、血圧低下、冷汗、呼吸困難、意識消失などのショック症状を呈する。

　症状発現までの時間は、個体の感受性、抗原の量や吸入速度、投与方法によって異なる。注射、ついで経粘膜のほうが経口投与と比べてアナフィラキシーが起こりやすく、重篤になりやすい、一般的に症状の出現が早いものほど重篤であり、このような例では最初の5分間の救急処置が予後を大きく左右する。また、造影剤などの場合には投与後数時間してから症状が出現することがあるので、注意深い観察が必要である。

III. 治　療

　原因となる抗原が明らかな場合には、できる限り回避する。薬剤によるアナフィラキシーの場合、詳細な問診を行ない、既往歴で何らかの症状があった薬剤の使用を避け、構造的に交差性の少ない薬剤を使用する。

　抗生物質の経静脈投与を行なう際には、必ず皮内反応を実施する。

ただし、皮内反応が陰性であっても、実際の投与時にアナフィラキシーが誘発されることがあるため、特に初回投与のときには投与速度を遅めにして、30分くらいは症状の発現に注意を払う。

アナフィラキシーの既往があったり、可能性の高い患者に対しては、どのような薬剤の場合にも十分に検討してから投与することが重要である。

1. ショック症状の治療（表7）

気道・呼吸状態の維持については、呼吸症障害の重症度に応じて表8に示したような種々の段階の治療を行なう。

循環状態の維持・改善には、まず脳血流を維持するために、頭部を少し下げた仰臥位（ショック体位）をとらせることが重要である。

緊急時の薬剤の第一選択は0.1％エピネフリンである。1回量の

表7 アナフィラキシーショックの治療

1. 気道・呼吸状態の維持
   1) 気道確保（後屈位、エアウェイ挿入、気管内挿管など）
   2) 酸素投与
   3) アミノフィリン点滴投与（例：ネオフィリン250mgを5％グルコース液に溶解し、20分で点滴静注）
2. 循環状態の維持・改善
   1) 脳血流の維持：ショック体位
   2) 末梢血管収縮、昇圧：エピネフリン0.2〜0.5ml皮下注
   3) 血管確保（末梢静脈あるいは中心静脈）
      ① 生理食塩水、あるいはリンゲル液を全開で点滴
      ② ①で効果不十分のとき、カテコールアミンの持続点滴
         （例：ドパミン2〜5μg/kg/分）
3. アナフィラキシーの増悪・進展の予防
   即効性ステロイド薬
      （例：ヒドロコルチゾン200〜1000mg静注）

できれば1〜3の各項目を、複数の人数で同時に行なうことが望ましい。

表8 抗アレルギー薬の分類

1. メディエーター遊離抑制薬
2. ヒスタミンH_1拮抗薬
3. トロンボキサン阻害薬
   1) トロンボキサンA_2合成阻害薬
   2) トロンボキサンA_2拮抗薬
4. ロイコトリエン拮抗薬
5. Th2サイトカイン阻害薬

(厚生省免疫・アレルギー研究班. 喘息予防・管理ガイドライン1998改訂版. 東京：協和企画通信, 2000)

0.2〜0.5mlを効果をみながら10〜15分ごとに皮下注射する。エピネフリンは末梢血管を収縮させて血圧を維持すると同時に、気管支を拡張させる作用もある。アレルゲンや抗生物質の皮内注射などによって症状が誘発された場合には、注射した側の腕の中枢側を駆血し、注射部位および周辺にエピネフリンを皮下注射し、血管を収縮させて抗原のそれ以上の侵入を防ぐ。

同時に速やかに血管を確保し、輸液により循環血流量の維持に努める。血圧の回復が不十分なときには、昇圧薬（カテコールアミン）の持続点滴を行なう。さらにアナフィラキシー反応の進展を防止する目的で、即効性ステロイド薬を静脈内注射する。

ショック状態に対しては、症状出現直後の対応がきわめて重要である。したがって、これらの一連の対応をできれば同時に、可能な限り速く行なうことが望ましく、多くの人手をかけて、速やかに治療することが重要である。

参考文献

1) Wasserman SI. Anaphylaxis. In: Allergy; Principle and Treatment. Middleton E Jr (ed). St Louis: CV Mosby, 1983. p. 689.
2) Austen KF. Systemic anaphylaxis in man. JAMA 192:108, 1965.
3) 中澤次夫. 血清病. In: 最新内科学大系23, アトピー・アレルギー性疾患. 狩野庄吾, 他（編）. 東京: 中山書店, 1992. p. 401.

4) 渡辺一雄. 血清病. 医薬と薬学 16:367, 1986.
5) 村中政治. 薬物アレルギー. In: 内科学, 第4版. 上田英雄, 他(編). 東京: 朝倉書店, 1987. p. 861.
6) 鈴木修二. 薬物アレルギー. In: 最新内科学大系23, アトピー・アレルギー性疾患. 狩野庄吾, 他(編). 東京: 中山書店, 1992. p. 377.

第8章

薬物アレルギー

　薬物による有害反応（adverse reaction）のうち、体内に入った薬物またはその代謝産物を抗原とする抗原抗体反応によるものを、薬物アレルギー（drug allergy）という。

　実際には少量あるいは通常量の薬物で"予想外の症状"が出た場合、薬物アレルギーと呼ばれがちである。しかし免疫学的機序が関与していないものもあり、この場合はより広義の薬物アレルギー（drug hypersensitivity）という呼称が用いられる。薬物アレルギーの主要な原因として次の3点があげられる。

①薬物不耐性（intolerance）：ある特定の薬剤に対する遺伝的代謝異常によって、その薬理作用が異常に（量的に）強く現れる反応

②特異体質反応（idiosyncrasy）：遺伝的に規定された酵素異常によるアレルギー。すなわち免疫反応によらず、薬理作用とは質的に異なる反応

③アレルギー（allergy）とアレルギー様反応（pseudo-allergy）

　本章ではこのうちの③の場合、いわゆる薬物アレルギーについて述べる。

I. 病態

多くの化学薬物は化学的に純粋で、タンパク質を含まず比較的簡単な分子構造を持っており、単純化学物質（simple chemical compound）と呼ばれる。これは免疫学的には一価のハプテン（単独では抗体を産生できない不完全抗原）であり、薬物自身あるいはその代謝産物は、生体内でタンパク質のような高分子化合物と共有結合して初めて抗原性を獲得する。

薬物アレルギーは、その免疫機序により4型に分類される（CoombsとGellの分類）。

発症頻度は、薬物の種類、投与量、投与方法、投与期間、被投与者側の要因などにより異なる。原因薬剤は解熱鎮痛薬が最も多く、ペニシリン系抗生物質がそれに次いでいる。

II. 症状

表9に示したように皮膚症状と全身症状とがあるが、薬物アレルギーの80％以上は皮膚症状である。以下、各アレルギー型における症状および主な原因薬剤について述べる。

1. I型薬物アレルギー

酵素製剤のように完全抗原となりうる異種タンパクを含有している薬物、または抗生物質などのハプテンをアレルゲンとして特異的IgE抗体が産生される。

症状は、アナフィラキシーショックの場合、血圧降下をはじめとする末梢循環障害（尿量減少を伴う）や頻脈は必発であるが、薬物アレルギーとして特異性は高くない。鼻炎症状や気管支攣縮に基づく気管支喘息発作、全身性の蕁麻疹や潮紅、薬物が与えられたとこ

ろより遠隔部位の血管浮腫（angioedema）なども単独では特性は低いが、血圧降下や頻脈が加わると特異性はきわめて高くなる。

2. Ⅱ型薬物アレルギー

細胞膜の構成成分あるいは細胞膜と強固に結合した薬剤が抗原となり、それに対する特異的な IgG または IgM 抗体が反応する。その結果、食細胞による貪食、顆粒球、リンパ球による細胞障害、補体活性化による細胞溶解などが起こる。たとえばペニシリン系やセファロスポリン系抗生物質は、体内で赤血球と共有結合し、それらに対する特異的抗体ができると溶血性貧血が起きる。

3. Ⅲ型薬物アレルギー

流血でできる抗原抗体複合物（免疫複合体）が補体を活性化し、血中あるいは組織液中の細胞を溶解あるいは傷害する。

抗結核薬（リファンピシン）による高熱や溶血性貧血、各種抗生物質による発熱、関節炎、リンパ節腫脹を主症状とする血清病型反応や薬物熱、過敏性血管炎はこの型に含まれる。

4. Ⅳ型薬物アレルギー

抗体は関与せず細胞に結合した薬剤に対する特異的なTリンパ球を介する反応である。塗布剤や化粧品などによる接触皮膚炎が代表的である。

5. 免疫反応の型が判明していないもの、あるいは免疫以外の機序が想定されるもの

播種状紅斑型皮疹は、薬疹の中で最も普遍的で頻度が高い。発疹は粟粒大から爪甲大までの圧迫により退色する紅斑で、播種状に多発し、やがて全身に拡大する。進行すると全身の発赤、浸潤、肥厚、

表9 薬物アレルギーの症状と原因薬剤

免疫反応の型	過敏症状	
	皮膚症状	全身症状
Ⅰ型	蕁麻疹（血管浮腫）	アナフィラキシーショック、アトピー性気管支喘息、鼻アレルギー
Ⅱ型		溶血性貧血（ハプテン細胞型、自己抗体型）、血小板減少症、顆粒球減少症、Goodpasture症候群
Ⅲ型	紫斑（過敏性血管炎）	血清病型反応、薬物熱、過敏性血管炎、アルサス現象、ループス症候群、溶血性貧血（免疫複合体型）、血小板減少症、白血球減少症、膜性腎症
Ⅳ型	接触皮膚炎	呼吸困難、痙攣、意識消失（農薬）
免疫反応の型が判明していないもの、あるいは免疫以外の機序が想定されるもの	皮膚瘙痒症、播種状紅斑、多形滲出性紅斑型皮疹、水疱症型皮疹、紫斑、固定薬疹、剥脱性皮膚炎型皮疹、中毒性表皮壊死症（Lyell症候群）、扁平苔癬様皮疹、光線過敏症、湿疹型皮膚炎	アナフィラキシー様反応、Löffler症候群、PIE症候群、過敏性肝障害、アレルギー性腎障害（間質性腎炎）、好酸球増加症、汎血球減少症、類白血病反応、白血球減少症、血小板減少症、巨赤芽球性貧血、赤芽球癆、脳症、重症筋無力症、多発根神経炎、心筋炎、膠原病様症状

原因薬剤例

1. 高分子化合物：ヒトACTH、インスリン、治療用異種血清、牛乳由来アルブミン含有止痢薬
2. 低分子化合物：抗炎症鎮痛薬、抗生物質（ペニシリンなど）、民間療法薬、トランキライザー、インドシアニングリーン（ICG）、脱鉄イオン剤、静脈用麻酔薬、局所麻酔薬、筋弛緩薬、消毒薬、医薬品添加物など

抗生物質（ペニシリン系製剤、セフェム系製剤）、メチルドパ、キニン、抗甲状腺薬、鎮痛薬、アジマリン、H_2拮抗薬など

抗結核薬、抗細菌毒血清（ジフテリア菌、破傷風菌、ボツリヌス菌）、抗ヘビ毒血清（ハブ、マムシ、ヤマカガシ）、スルホンアミド、ペニシリン、抗痙攣薬など

抗生物質塗布剤、点眼薬、ハップ剤、消毒薬（ヨード剤など）、坐薬、軟膏・クリーム・ローションの基剤、養毛剤、白髪染め、化粧品、農薬など

アナフィラキシー様反応：ヨード造影剤
播種状紅斑：サルファ剤、バルビタール系薬剤、エリスロマイシン、ペニシリン系、セファロスポリン系などの抗生物質など
水疱症型皮疹：ヒ素剤、ヨード剤、ペニシリンなど
多形滲出性紅斑型皮疹：サルファ剤、バルビタール系薬剤、ピラゾロン系、ペニシリンその他の抗生物質など
固定薬疹：ピラゾロン系薬物、サルファ剤、バルビタール系薬剤など
中毒性表皮壊死症：ピラゾロン系薬物、NSAID、ペニシリン、テトラサイクリン、クロラムフェニコールなど
重症筋無力症：D-ペニシラミン
膠原病様症状
　ループス様症候群：プロカインアミド、ヒドララジン、ヒダントインなど
　強皮症様症状：ブレオマイシンなど
　多発性筋炎症状：D-ペニシラミン、シメチジン、クロフィブラートなど
アスピリン喘息：アスピリン系消炎鎮痛薬

落屑をきたし、さらに剥脱性皮膚炎型皮疹に移行する場合がある。

多形滲出性紅斑型皮疹は、四肢伸側に突然円形または楕円形の紅斑が多発し、中央は蒼紅色を帯びるか水疱を形成することが多い、口唇と口腔粘膜もしばしば侵され、口唇は腫脹、びらんし、痂皮を付着すようになる。眼瞼結膜も発赤し、全身には高熱、咳、血尿などをみることがある。

重症型は Stevens-Johnson 症候群と呼ばれ、急激に発病し、病変が眼、口、外陰部などの皮膚粘膜移行部に好発するのが特徴的で、しばしば高熱状態が続く。重症の場合は皮膚以外の臓器も侵され、肺炎、関節炎、嚥下困難を含む消化器症状、腎障害、意識障害、心筋炎を合併し、死亡率は10％前後といわれている。

中毒性表皮壊死症（toxic epidermal necrolysis）は、薬疹の中で最も重篤である。急激に発症し、皮膚の疼痛、広範な紅斑がみられ、やがて壊死性の表皮が大きく剥がれ、あとはびらん面となり、Ⅱ度の熱傷に似た症状を呈する。水疱も形成される。

以上の皮膚症状は、どの型の免疫反応を基盤として発症するのか明らかになっていない。原因薬剤もさまざまである。

固定薬疹は、原因薬投与のたびに同一部位に紅斑を生じるのが特徴である。紅斑はときに水疱を形成する。繰り返すと局所に色素沈着を残す。

Ⅲ．診　断

まず、投与された薬理作用とは量的、質的に異なる反応が認められたとき、薬剤による副作用を疑うのが診断の第一歩である。次に、治療経過と各薬剤の使用期間、過去の薬剤アレルギー歴を整理する。症状は薬剤の使用中に出現し、発疹、発熱などは初回使用開始後1～2週後に出現することが多い。また、以前に同じ、あるいは類似

の薬剤で何らかのアレルギー症状を起こしたことがあるとか、同じ症状のアレルギーを起こしたという報告のみられる薬剤は疑わしい。また、血中好酸球の増加がみられることが多い。薬物アレルギーは原因薬剤の中止で数日以内に軽快傾向を示すことが多く、特に発熱は翌日までには平熱に戻るのが普通である。

確定診断は推定される原因薬剤に対する特異抗体、感作リンパ球を証明することによる。

IV. 治　療

疑わしい薬剤の投与は直ちに中止し、対症療法を行なう。多くの薬物アレルギーは原因薬剤の中止により比較的早期に消退傾向に向かう。ただしアナフィラキシー、薬物ショックの場合は、直ちに救急療法を行なう（第7章参照）。また、薬物治療としては、発熱や関節痛などには非ステロイド性抗炎症薬の投与も行なわれるが、一般には症状に応じ、ステロイド薬や抗ヒスタミン薬が投与される。

第9章

虫類アレルギー

　虫類によって起こるアレルギーのうち重要なものは、昆虫類のうちハチによるものと、クモ類のうちダニによるものである。ハチアレルギー、ダニアレルギーはともにアトピー性疾患に属する。そのほか、カや毒ガ、ユスリカ、ゴキブリなどの昆虫によってもアレルギー反応が生ずることがある。

I．ハチアレルギー

1．病　態
　ハチの刺傷により起こるハチアレルギー（hymenoptera hypersensitivity）の主要アレルゲンはホスホリパーゼA_2（分子量15,000）であり、一般にはハチの刺傷を何度も繰り返すうちにハチ毒に感作される。IgE抗体価が上昇した状態にあるときに再度ハチに刺されると、即時型アレルギーが発現する。
　ハチ毒アレルゲンを持つハチはスズメバチ、アシナガバチ、ミツバチなどであり、営林署職員や養蜂家などハチに刺される機会の多い職業に従事する人々は特に注意が必要である。

2. 症　状

1) 局所反応

局所反応は痛みを伴った発赤と腫脹で、数時間で消失するが、ときに刺された部位から広範に腫脹が広がり、数日間続くことがある。

2) 全身性アレルギー反応

大部分は刺傷後15分以内に発症する。出現する症状は全身の蕁麻疹、発赤、喘息様の呼吸困難、血圧の低下、顔面蒼白、冷汗などのアナフィラキシーショック症状である。ショックに伴い、悪心・嘔吐、下痢などの消化器症状も出現し、ひどくなると意識を失い、ときには生命の危険が生ずる。

3. 診　断

ハチに刺されたという状況証拠から、ハチアレルギー診断は容易である。ミツバチは刺し傷に毒針を残すという特徴がある。

4. 治　療

軽症の場合は抗ヒスタミン薬を使用し、アナフィラキシーショックが起きた場合は、応急処置としてエピネフリン注射を行なう。

アナフィラキシーショックが出現すると数分のうちに死亡することがあるので、素早く診断し、直ちに治療を開始することが大切である。治療の開始が遅れれば、それだけ予後が悪くなる。

アナフィラキシー反応に対しての治療に関しては、第6章で述べた通りである。

II. カアレルギー

カに刺されることによっても局所の発赤や腫脹のほか、発熱を伴う重症の全身症状を呈することがある。

Ⅲ．毒ガアレルギー

　毒ガや、その幼虫（けむし）に触れると皮膚炎を起こすことがある。ハチやカと同様に、毒針毛から出る毒素によると考えられている。

第10章

職業アレルギー

　職業アレルギー（occupational allergy）とは、特定の職場で扱っている物質をアレルゲンとして発症するアレルギーである。職業アレルギーは職業性喘息、職業性鼻アレルギー、職業性皮膚アレルギー、職業性過敏性肺炎など多くのものが知られている。職業アレルギーの中では、職業性喘息の報告が最も多い。

　職業アレルギーの診断で重要なことは詳細な問診である。特定の職場での就業とアレルギー症状発現との間にいかなる因果関係があるか、また職場を離れると症状寛解がみられるか否かを問診する。

Ⅰ．気管支喘息

1．穀　物

　コンニャク喘息は、製粉過程で飛散するコンニャク粉を吸入して起こる職業性喘息（occupational asthma）である。製パン業者や製菓業者が小麦粉を吸入して起こる小麦粉喘息は、外国でも baker's asthma として注目されている。そば粉によるそば喘息はそば屋などに多く発症する。

2. 木　材

　アメリカスギ喘息は、輸入材であるアメリカスギの製剤の際に発生する粉塵を吸入し発症する。ラワン喘息もラワンを扱う木工業者に発症する。

3. 花　粉

　イチゴ、モモ、リンゴなどの花粉による職業性喘息は、栽培者、研究者、人工受粉従事者、牧畜業者などに発症する。

4. 胞子、その他

　シイタケ胞子喘息は、フレーム内栽培従事者が密閉された空間でシイタケ胞子を濃厚に吸入することにより発症する。コウジカビを扱う職業で喘息や過敏性肺炎が発症する。

5. 昆　虫

　養蚕業に関連した一連の職業性喘息としてまぶし喘息、さなぎ喘息、絹喘息が知られている。

6. 魚介類

　ホヤ喘息は、養殖カキやアコヤガイに着生する原索動物ホヤの体液に含まれる抗原成分により発症する。

7. 鳥

　ヒヨコ喘息はヒヨコの孵化業者に発症するもので、ヒヨコの産毛により喘息発作を起こす。成鶏を扱う養鶏業者にも喘息が発症するが、これは鶏糞起因抗原としている。

8. 哺乳類

羊毛に感作され喘息を発症した繊維業者、牛毛で発症した農業従事者などが報告されている。

毛筆製作には多くの獣毛が用いられているが、これらの獣毛を起因抗原として発症する職業性喘息が知られている。

9. 染　料

シカゴ酸、ローダミン、パラフェニレンジアミンなどの染料で喘息が惹起される。

10. 金　属

種々の金属、あるいはその化合物で発症する職業性喘息の報告がある。

メッキ工や溶接工でニッケルによるもの、超硬金属取扱者でコバルトなどによるもの、プラチナ取扱者でプラチナによるものが知られている。重クロム塩酸はセメント喘息、メッキ工、毛皮加工業者やクロム鉱取扱者の喘息を発症させる。

11. ポリウレタン樹脂

TDI（toluene diisocyanate），MDI（diphenylmethane diisocyanate），TMA（trimellitic anhydride）など、ポリウレタン樹脂加工職員に発症する喘息がよく知られている。

12. 薬　品

薬品粉塵で薬剤師に発症する喘息、鼻炎は薬局アレルギーと名づけられている。

13. 酵素など

　クリーニング業者で発症した酵素洗剤による喘息、酒造業者が酒造用糖化酵素で喘息になった例が報告されている。

II. アレルギー性鼻炎

　アメリカスギ粉塵（木工業者）によるもの、ジョチュウギクによるもの（蚊取り線香製造）、羊毛によるもの（繊維業者）、小麦粉によるもの（製パン業者）などがある。

III. 接触皮膚炎

　職業アレルギー性接触皮膚炎（occupational allergic contact dermatitis）は起因抗原に接触した部位の紅斑で始まり、皮膚の肥厚や苔癬化など慢性湿疹に移行する。本疾患の起因抗原はニッケル、クロム、エポキシ樹脂など多種に及ぶ。

IV. 過敏性肺炎

　職業性過敏性肺炎（occupational hypersensitivity pneumonitis）として、乾草や真菌による農夫肺、鳥の排泄物などによる鳥飼病、キノコ栽培用堆肥などによるキノコ栽培者肺などが知られている。

索　引

欧　文

〔A〕

ACTH ·······································37
adrenocorticotropic hormone ···37
AP-1 ··21

〔B〕

BAL ··13
bcl-2 ··33
bronchoalveolar lavage ············13

〔C〕

CD4$^+$T 細胞 ···························14
cell mediated immunity ············4
Charcot-Leyden 結晶 ··············53
chronic active EBV 感染 ········32
Coca と Cook ·························24
Coombs と Gell の分類 ············1

〔D〕

Creola body ·····························53
cross over point ······················54
Curschmann らせん体 ············53

〔D〕

delayed type hypersensitivity ······4
Dermatophagoides ····················15

〔E〕

ECP ··9
eosinophil cationic protein ·········9
eosinophil peroxidase ············20
EPO ·······································20

〔G〕

GC ···21
GC-R······································21

〔H〕

Hamid ……………………14
humoral immunity ……………4

〔I〕

IAR ……………………………6
IFN（インターフェロン）-γ …9
IgE 抗体……………………………1
IgE-マスト細胞性アレルギー……8
IL（インターロイキン）-2………9
IL-10 ……………………………9, 31
IL-12 ……………………………31
IL-13 ……………………………9
IL-4 ………………………………9
IL-5 ………………………………9
IL-6 ………………………………9
immediate asthmatic response …6
immune complex ………………3

〔K〕

Kaminuma ……………………19
Küstner ………………………5

〔L〕

LAR ……………………………6
late asthmatic response …………6
LTB₄……………………………18

〔M〕

Marsh …………………………27
Mori ……………………………22
Mosmann ………………………9
mucoid impaction ………………53

〔N〕

NF-AT …………………………21
Nogami …………………………12
nuclear factor of activated T cells …21

〔O〕

orthopnea ………………………52

〔P〕

PAF ……………………………18
Prausniz…………………………5

〔R〕

radioallergosorbent test⋯⋯⋯⋯54
RAST ⋯⋯⋯⋯⋯⋯⋯⋯⋯⋯⋯54

〔S〕

Schumacher ⋯⋯⋯⋯⋯⋯⋯14
status asthmaticus ⋯⋯⋯⋯⋯52

〔T〕

T cell receptor⋯⋯⋯⋯⋯⋯⋯23

Takeda ⋯⋯⋯⋯⋯⋯⋯⋯⋯⋯18
TCR ⋯⋯⋯⋯⋯⋯⋯⋯⋯⋯⋯23
Th1/Th2 モデル ⋯⋯⋯⋯⋯⋯9
Th1 細胞 ⋯⋯⋯⋯⋯⋯⋯⋯⋯9
TNF ⋯⋯⋯⋯⋯⋯⋯⋯⋯⋯⋯9
T 細胞-好酸球性アレルギー ⋯⋯8
T 細胞受容体 ⋯⋯⋯⋯⋯⋯⋯23

〔W〕

W/W^v マウス ⋯⋯⋯⋯⋯⋯⋯18
Walker ⋯⋯⋯⋯⋯⋯⋯⋯⋯⋯23
withdrawal syndrome⋯⋯⋯⋯37

和　文

〔ア〕

アトピー性皮膚炎 ⋯⋯⋯⋯1,63
アトピー素因 ⋯⋯⋯⋯⋯⋯⋯1
アナフィラキシー ⋯⋯⋯⋯⋯84
アナフィラキシーショック ⋯1,90
アルサス（Arthus）反応 ⋯⋯⋯4
アレルギー性結膜炎 ⋯⋯⋯⋯1
アレルギー性鼻炎 ⋯⋯⋯1,69,108

アレルギーの遺伝 ⋯⋯⋯⋯⋯24
アレルギー反応 ⋯⋯⋯⋯⋯⋯1
アレルゲン ⋯⋯⋯⋯⋯⋯⋯⋯1
Ⅰ型アレルギー ⋯⋯⋯⋯⋯⋯1
Ⅰ型薬物アレルギー ⋯⋯⋯⋯94
液性免疫 ⋯⋯⋯⋯⋯⋯⋯⋯⋯4

〔カ〕

カアレルギー ……………………102
家族集積性 ………………………26
過敏性肺炎 ………………………108
花粉症 ……………………………73
顆粒メディエーター ………………5
環境因子 …………………………26
気管支喘息 ……………1,49,105
　症状 ……………………………51
　治療 ……………………………60
　病態 ……………………………50
気管支肺胞洗浄 …………………13
起坐呼吸 …………………………52
クレオラ体 ………………………53
抗原抗体複合物 …………………3
好酸球 ……………………………8
好酸球性炎症 ……………………8
抗ヒスタミン薬 …………………6
呼吸困難 …………………………51
5q31.1 ……………………………27
コルチゾール ……………………37

〔サ〕

細胞性免疫 ………………………4
Ⅲ型アレルギー …………………3
Ⅲ型薬物アレルギー ……………95

脂質メディエーター ……………6
シクロスポリン …………………21
室内塵 ……………………………15
11q13 ……………………………26
職業アレルギー …………………105
食物アレルギー …………………77
食物性アレルゲン ………………66
蕁麻疹 …………………………1,81
ステロイド薬 ……………………21
接触皮膚炎 ………………………108

〔タ〕

喘息 ………………………………22
喘鳴 ………………………………51
即時型アレルギー ………………5
即時型喘息反応 …………………6
タクロリムス ……………………21
遅延型アレルギー ………………4
遅発型アレルギー ………………6
遅発型喘息反応 …………………6
虫類アレルギー …………………101
毒ガアレルギー …………………103

〔ナ〕

Ⅱ型アレルギー …………………2
Ⅱ型薬物アレルギー ……………95

〔ハ〕

ハウスダスト……………………15
ハチアレルギー ……………101
非アトピー性…………………22
皮膚テスト ……………………8,54
ヒョウヒダニ …………………8,15
副腎皮質ステロイド薬 …………6
発作重積状態 …………………52

〔マ〕

マスト細胞 ……………………5

〔ヤ〕

薬物アレルギー ………………93
Ⅳ型アレルギー ………………4
Ⅳ型薬物アレルギー …………95

〔ラ〕

離脱症候群 ……………………37
リバウンド現象 ………………37
レアギン ………………………1

・「コンサイス」は（株）三省堂の登録商標で、本書は同社の許可を得て使用しています。

©2003　　　　　　　　　　　　　　　　　第1版発行　2003年6月30日

コンサイス アレルギー科書　　　　（定価はカバーに表示してあります）

|検印省略|　　　著　者　　奥　平　博　一

発行者　　服　部　秀　夫
発行所　　株式会社新興医学出版社
〒113-0033　東京都文京区本郷6-26-8
電話 03(3816)2853　FAX 03(3816)2895

印刷　株式会社藤美社　　ISBN 4-88002-461-9 C3047　　郵便振替　00120-8-191625

・本書の複製権・翻訳権・上映権・譲渡権・公衆送信権（送信可能化権を含む）は株式会社新興医学出版社が所有します。
・JCLS〈(株)日本著作出版権管理システム委託出版物〉
本書の無断複写は著作権法上での例外を除き禁じられています。複写される場合は，その都度事前に(株)日本著作出版権管理システム（電話 03-3817-5670，FAX 03-3815-8199）の許諾を得てください。